Wuttke/Scheurich/Geschke/Fellgiebel (Hrsg.)

FRIDA – Frühintervention für Menschen mit demenzieller Entwicklung und deren Angehörige

Behandlungsmanual für eine dyadische Gruppentherapie

FRIDA – Frühintervention für Menschen mit demenzieller Entwicklung und deren Angehörige

Behandlungsmanual für eine dyadische Gruppentherapie

Herausgegeben von

Prof. Dr. Alexandra Wuttke
Dr. Armin Scheurich
Dr. Katharina Geschke
Prof. Dr. Andreas Fellgiebel

Mit Beiträgen von

Karin Dannich
Mirjam Gauch
Anna-Lena Köb
Alice Urbacki

medhochzwei

Bibliografische Informationen der Deutschen Nationalbibliothek

Die Deutsche Nationalbibliothek verzeichnet diese Publikation in der Deutschen Nationalbibliografie; detaillierte bibliografische Daten sind im Internet über http://dnb.d-nb.de abrufbar.

Bei der Herstellung des Werkes haben wir uns zukunftsbewusst für umweltverträgliche und wiederverwertbare Materialien entschieden.
Der Inhalt ist auf elementar chlorfreiem Papier gedruckt.

ISBN 978-3-86216-967-2

www.medhochzwei-verlag.de

Satz: Reemers Publishing Services GmbH, Krefeld
Druck: ADverts printing house, Riga
Umschlaggestaltung: kreativmedia KONZEPTION & DESIGN, Hückelhoven
Titelbild: #1543795634, pikselstock/Shutterstock.com

Vorwort

Als ich im Jahre 2001 mit dem Aufbau der Gedächtnisambulanz an der Universitätsmedizin Mainz begann, ging es mir primär um die Forschung zur Demenzfrühdiagnostik. Schnell gelang es uns mit etablierten und innovativen Verfahren (Neuropsychologie, MR-Diagnostik, Liquordiagnostik, PET), die Alzheimer-Erkrankung schon in einem sehr frühen Stadium sicher zu diagnostizieren oder auszuschließen. Viele der Patientinnen und Patienten hatten maximal eine leichtgradige Demenz. Oder sie waren „nur vergesslich" und bekamen die Diagnose einer Alzheimer-Erkrankung im Stadium der leichten kognitiven Beeinträchtigung (Mild Cognitive Impairment, MCI).

Wir klärten die Patientinnen und Patienten und ihre Angehörigen über die Diagnose auf und schleusten sie in diagnostische Studien ein. Ich dachte damals wie die meisten wissenschaftlichen oder medizinischen „Demenzexperten": Es gibt zwar (noch) keine Therapie, aber Frühdiagnostik ist dennoch empfehlenswert, damit die Betroffenen ihre Prognose kennen und sich darauf einstellen können (Vorsorgevollmacht etc.). Bei früher Diagnosestellung sind Patientinnen und Patienten geistig nur leicht eingeschränkt und können bei Fragen der zukünftigen Versorgung noch mitreden oder selbst entscheiden. Zudem ist nicht jede zunehmende Vergesslichkeit im Alter gleich Alzheimer. Diagnostisch können wir z. B. eine Altersdepression und seltene oder symptomatische Demenzformen abgrenzen, die einer ganz anderen Behandlung bedürfen, teilweise dadurch auch „geheilt" werden können. Die Patientinnen und Patienten und Angehörige waren i. d. R. dankbar über die Diagnostik und unsere Psychoedukation.

Dies änderte nichts an unserer Wahrnehmung, dass unsere Patientinnen und Patienten mit demenzieller Entwicklung und deren Angehörige meist hilflos, ratlos, ängstlich, gestresst und überfordert waren. Die gesamte weitere Lebensplanung und auch die Partnerschaft waren vor enorme Herausforderungen gestellt. Und das unter den Bedingungen von reduzierter Flexibilität im Alter gegenüber solcher, grundlegender Veränderungen sowie der Stigmatisierung von Alzheimer und Demenz in der Gesellschaft. Viele unserer Patientinnen und Patienten reagierten mit Rückzug aus den bisherigen gesellschaftlichen Aktivitäten, sagten beispielsweise geplante Unternehmungen und Urlaubsreisen ab.

Alle zur Unterstützung der Patientinnen und Patienten und ihren Angehörigen kontaktierten Fachleute, inkl. niedergelassene Psychotherapeutinnen und -therapeuten und Demenz-Beratungsstellen, wirkten ebenso hilflos, ratlos und überfordert – für die einen waren die kognitiven Einschränkungen schon zu stark, für die anderen die Erkrankung noch zu leicht ausgeprägt. Daher entschlossen wir uns, ein eigenes Therapieangebot in Form einer psychotherapeutischen Gruppentherapie zu entwickeln, primär für leicht betroffene Patientinnen und Patienten (MCI oder leichtgradige Demenz) und ihre Angehörigen.

Das Konzept erstellte Dr. Armin Scheurich, der als psychologischer Psychotherapeut, Neuropsychologe und Mitglied meiner wissenschaftlichen Arbeitsgruppe über das notwendige Wissen und die Praxiserfahrung verfügte. Ziele der Gruppe waren neben klassischer Psychoedukation das Aufrechterhalten oder der Aufbau positiver, gemeinsamer Aktivitäten und Teilhabe, Reduktion von sozialem Rückzug, Stärkung der Partnerschaft. Zudem setzten wir auf die bekannten unspezifischen Wirkfaktoren der Gruppentherapie: Universalität des Leidens (es gibt viele Menschen, die das Schicksal einer Demenzentwicklung als selbst Betroffene oder als Angehörige erleiden) und Lernen am Modell (es gibt immer ein Paar in der Gruppe, das schon weiter ist, seine Aktivitäten aufrechterhält und für andere als positives Beispiel dienen kann).

Die Gruppen leitete Dr. Scheurich therapeutisch zunächst selbst, später wurden sie durch ihn supervidiert. Die Gruppentherapie wurde von den Teilnehmenden sehr gut angenommen, sehr selten kam es dazu, dass ein Paar die Gruppe vor Ende verließ, obwohl gerade die Patientinnen und Patienten, im Gegensatz zu ihren Angehörigen, zu Beginn häufig bzgl. einer Teilnahme eher skeptisch waren.

In einer ersten Evaluation konnten wir Hinweise auf antidepressive Effekte, eine Reduktion des sozialen Rückzugs und der wahrgenommenen Stigmatisierung demonstrieren (Scheurich et al., 2008). Eine kontrollierte, randomisierte Wirksamkeitsstudie planen wir als nächsten Schritt.

Mittlerweile ist die psychotherapeutische Gruppe seit über 20 Jahren fester Bestandteil des Behandlungsangebotes der Gedächtnisambulanz der Universitätsmedizin Mainz, Klinik für Psychiatrie und Psychotherapie, und konnte erfolgreich an weitere Standorte „exportiert“ werden.

Der erfolgreiche Ansatz und die Struktur haben sich über die Jahre bewährt und wurden nicht grundlegend geändert. Inhalte und Themen haben wir sukzessive an unsere fortlaufenden Erfahrungen und den neusten Erkenntnisstand angepasst – v. a. durch Dr. Katharina Geschke und Prof. Dr. Alexandra Wuttke – so dass heute Aspekte der Resilienz und der dyadischen Modulation des chronischen Stresses mehr in den Vordergrund gerückt sind. Dazu gehört auch eine noch stärkere Orientierung auf Ressourcenaktivierung, was auch ein Gegengewicht zu der häufig defizitorientierten Sicht auf demenzielle Erkrankungen darstellt. Dies spiegelt sich auch im Sprachgebrauch der Gruppe wider, in der wir bewusst von Menschen mit demenzieller Entwicklung/Menschen mit kognitiver Einschränkung und nicht von Betroffenen, Patientinnen und Patienten oder Erkrankten sprechen. Zuweilen geben Hospitierende in der Gruppe am Ende der Sitzung die Rückmeldung, dass sie nicht genau feststellen konnten, wer der Mensch mit demenzieller Entwicklung/kognitiver Einschränkung und wer Angehörige oder Angehöriger war. Eine solche Rückmeldung zeigt eindrucksvoll, dass eine Kommunikation auf Augenhöhe zwischen Menschen mit demenzieller Entwicklung und ihren Angehörigen gelingen kann.

Was ich in meiner über 20-jährigen intensiven, wissenschaftlichen und klinischen Beschäftigung mit dem Thema Demenz gelernt habe: Der immer noch in der Fachwelt kursierende Satz „Es gibt ja (noch) keine Therapie" ist falsch.

Mittlerweile kennen wir zahlreiche primär- und sekundär-präventive Maßnahmen und wirksame therapeutische Interventionen, die zu einer deutlichen Verzögerung einer Demenzentwicklung beitragen und ein gutes Leben mit Demenz ermöglichen können. Wir müssten dafür nur den etablierten therapeutischen Nihilismus überwinden und es schaffen, wirksame präventive, psychosoziale und psychotherapeutische Maßnahmen „bedarfsgerecht" in unsere Regelversorgung zu etablieren.

Das gilt aus der Sicht der Herausgebenden auch für die hier dargestellte Therapiegruppe, die einen wirksamen Baustein in der frühen Behandlung bei Demenzentwicklung darstellen kann.

An dieser Stelle möchten wir uns aufrichtig und herzlich bei allen teilnehmenden Dyaden bedanken, die uns im Laufe der Jahre das Vertrauen für die Gruppe ausgesprochen haben. Ebenso danken wir allen Gruppenleitungen, die das Rational der dyadischen Frühintervention mitgetragen und durchgeführt haben. Bezüglich der Ausarbeitung dieses Manuals gilt besonderer Dank Julia Gunst und Annika Steinmetz, die die Recherche und Verschriftlichung mit Gewissenhaftigkeit und Tatkraft unterstützt haben.

Wir wünschen dem Handbuch viele interessierte Lesende, vor allem aber hoffen wir, dass unser Gruppenkonzept Inspiration ist und viele Nachahmende finden wird!

Darmstadt und Mainz
Prof. Dr. Andreas Fellgiebel für die Herausgebenden

Inhaltsverzeichnis

1 Notwendigkeit einer dyadischen, gruppenpsychotherapeutischen Frühintervention

Alexandra Wuttke, Armin Scheurich, Katharina Geschke, Andreas Fellgiebel

1.1 Einleitung

Durch psychosoziale Beratung und Interventionen können im Rahmen demenzieller Entwicklungen, wie zum Beispiel der Alzheimer-Demenz, Lebensqualität gefördert, der Krankheitsverlauf verlangsamt und ein selbstständiges Leben länger aufrechterhalten werden. Dabei kommt der Dyade – d. h. dem Zweiergespann aus Menschen mit demenzieller Entwicklung und primären Angehörigen – eine besondere Bedeutung zu. Denn beide sind bereits zu Beginn der Erkrankung durch demenzbedingte Veränderungen des Alltags und der Beziehung zueinander belastet. Besonders die Angehörigen, die auch häufig als unsichtbare, zweite Patientinnen und Patienten bezeichnet werden, laufen Gefahr, durch chronischen Stress selbst psychisch und/oder physisch zu erkranken. Demenzielle Entwicklungen wie bei der Alzheimer-Krankheit lassen sich heute schon im Stadium der leichten kognitiven Beeinträchtigung, wenn das Gedächtnis zwar bereits nachgelassen hat, aber die Fähigkeiten insgesamt noch nicht so stark beeinträchtigt sind, dass man von einer Demenz sprechen kann, sicher diagnostizieren. Die frühe, auch Prodromalstadium genannte Erkrankungsphase eröffnet ein wichtiges therapeutisches Fenster für Interventionen, welche dyadisch Ressourcen und Resilienz stärken, um anhand einer gemeinsamen Krankheitsbewältigung Lebens- und Beziehungsqualität zu bewahren sowie im Idealfall den Verlauf durch Stressreduktion zu verzögern und geistige Fähigkeiten länger zu bewahren. Genau hier setzt die dyadische Gruppenpsychotherapie an. Sie richtet sich an Menschen mit leichter kognitiver Beeinträchtigung bzw. leichtgradigem demenziellen Syndrom und ihre primären Angehörigen auf Augenhöhe und hat zum Ziel, ressourcenfördernd und resilienzstärkend den Widrigkeiten der demenziellen Entwicklung gemeinsam zu begegnen.

1.2 Warum psychotherapeutische Frühintervention?

Viele Menschen haben Angst, eine Demenz zu entwickeln und begeben sich nicht in ärztliche Behandlung, auch wenn sie erste Symptome wie Vergesslichkeit oder verschlechterten Orientierungssinn bei sich bemerken. Schätzungen zu Folge werden etwa 50 % der Demenzdiagnosen nicht gestellt (Eichler et al., 2015). Gründe hierfür sind außer der Verdrängung und der Angst vor Stigmatisierung auf Seiten der Menschen mit demenzieller Entwicklung u. a. auch eine zu geringe Sensibilisierung, fehlendes Wissen und häufig eine nihilistische Einstellung gegenüber der Sinnhaftigkeit von Diagnostik und der Wirksamkeit jedweder therapeutischen Intervention in den hausärztlichen Praxen.

Dabei kann heutzutage eine Demenzentwicklung schon sehr früh festgestellt werden. Auch wenn die Diagnose zunächst häufig ein Schock ist, schafft sie gleichzeitig Klarheit für alle Beteiligten, da die belastende Ungewissheit verschwindet. Je früher man von der Diagnose weiß, desto früher können die Weichen für eine gelingende Krankheitsbewältigung sowie zufriedenstellende Lebensplanung mit möglichst hoher Lebensqualität gestellt werden. Zudem wird die Möglichkeit geschaffen, das weitere Leben darauf auszurichten und die Behandlung zu planen. Denn das Leben der Menschen mit demenzieller Entwicklung und ihrer Familien verändert sich grundsätzlich und dauerhaft: Die Menschen mit einer demenziellen Entwicklung können Alltägliches immer weniger wie gewohnt bewältigen, ihr Verhalten, Erleben und auch ihr Befinden verändern sich. Dies wirkt sich auf das Zusammenleben innerhalb der Familie und den Kontakt zu Freundinnen und Freunden, Nachbarinnen und Nachbarn und dem weiteren Umfeld aus.

Bezüglich der Krankheitsverarbeitung spielt bereits zu Beginn der vom Menschen mit demenzieller Entwicklung wahrgenommene Kompetenzverlust bzgl. einer selbstständigen und eigenverantwortlichen Lebensgestaltung eine große Rolle. Dabei betonen Menschen mit demenzieller Entwicklung immer wieder, wie wichtig es ihnen ist, trotz der Demenz in ihrem Alltag selbstbestimmt handeln zu können (Kurz et al., 2019). Viele Menschen mit demenzieller Entwicklung erleben es zu Beginn als belastend, dass sich Kommunikationsmuster verändern und sie sich nach und nach ausgeschlossen fühlen. Die Angehörigen wiederum empfinden zu Beginn den Rollenwechsel und die Verantwortungsübernahme als belastend. Das Wohlbefinden von Menschen mit demenzieller Entwicklung hängt auch davon ab, ob sie sich gebraucht und wertgeschätzt fühlen. Aus diesem Grund sollten Ressourcen aktiviert werden, um einen Ausgleich für aufkommende Defizite zu schaffen und von einer defizitorientierten Eigenwahrnehmung loszukommen. Gleichzeitig ergeben sich häufig zu Beginn der demenziellen Entwicklung Veränderungen in der Beziehungsdynamik zu den Angehörigen. Eine Anpassung an diese Veränderungen erfordert häufig eine besondere Anpassungs- und Umstellungsfähigkeit aller Beteiligten. Angehörige können dabei unterstützt werden, indem man sie in positiver, reziproker Partnerinteraktion und einer validierenden statt korrigierenden Kommunikation bestärkt. Dies hilft nicht nur den Menschen mit demenzieller Entwicklung, sondern auch den Angehörigen im Umgang mit der Erkrankung.

Es ist ratsam, Menschen mit demenzieller Entwicklung und ihre Angehörigen frühestmöglich, bestenfalls direkt nach einer frühzeitig erfolgten Diagnose, in ihrer Ungewissheit, ihren Sorgen und ihrer (antizipatorischen) Trauer aufzufangen. Denn zu Beginn der demenziellen Entwicklung ist es meist noch gut möglich, Vorsorge zu treffen, eigene Belange zu regeln und verschiedene Hilfsmöglichkeiten zu planen und in Anspruch zu nehmen.

So sind in der Anfangsphase Menschen mit einer demenziellen Entwicklung meist durchaus in der Lage, ihre Vorstellungen und Wünsche zu äußern. Zum Beispiel kann besprochen und festgelegt werden, wie sie jetzt und später leben möchten, von wem und in welchem Umfang sie betreut werden möchten und welche Wünsche sie bzgl. medizinischen und anderen therapeutischen Maßnahmen oder zur Verwaltung der Finanzen haben. Die Lebensqualität der Menschen mit demenzieller Entwicklung und ihrer Angehörigen hängt nicht allein von dem Ausmaß der kognitiven Einschränkungen ab (Banerjee et al., 2006). Sie wird auch dadurch beeinflusst, wie lange bestimmte Fähigkeiten, Gewohnheiten und Vorlieben individuell bestehen bleiben. Wenn Menschen mit demenzieller Entwicklung in einem frühen Krankheitsstadium therapeutisch unterstützt werden, können sie und ihre Angehörigen sich darüber verständigen, was ihnen wichtig ist. Denn Wissen über Gewohnheiten bezüglich Körperpflege, Frisur, Kleidung, Ernährungsgewohnheiten u. a. spielen im Umgang mit Menschen mit demenzieller Entwicklung und für deren Wohlbefinden eine große Rolle. Dies gilt ebenso für soziale Kontakte, Lieblingsbeschäftigungen, Wertvorstellungen und Überzeugungen.

Im Prodromalstadium demenzieller Erkrankungen bietet sich ein besonders geeignetes Fenster für psychosoziale Frühinterventionen, durch welche Menschen mit demenzieller Entwicklung und ihre Angehörigen gemeinsam begleitet werden können. Mit fortschreitender Erkrankung steigt das Ausmaß an kognitiven Einschränkungen, so dass andere Interventionen dann angemessener auf die Bedürfnisse von Menschen mit Demenz und ihrer Angehörigen eingehen können. Somit sind in verschiedenen Stadien demenzieller Erkrankungen verschiedene Behandlungsverfahren in unterschiedlicher Weise geeignet.

Die Menschen mit demenzieller Entwicklung nehmen das Nachlassen ihrer Leistungsfähigkeit – wenn auch meist nicht in vollem Umfang – wahr, weshalb Depressionen, verminderte Aktivität und Rückzugsverhalten häufige Reaktionen sind. Auch deshalb ist es sinnvoll und empfehlenswert, die Menschen mit demenzieller Entwicklung direkt nach der Diagnose zu unterstützen. Denn schon vor dem Einsetzen der kognitiven Kernsymptomatik zeigen sich – genauso wie im weiteren Verlauf der demenziellen Entwicklung – psychische und Verhaltenssymptome, welche auch nicht-kognitive oder neuropsychiatrische Symptome genannt werden. Fast alle Menschen mit einer beginnenden Alzheimer-Krankheit weisen mindestens ein psychisches oder Verhaltenssymptom auf. So fanden Chen et al. (2000) bei 92 % von Personen mit einem leichten demenziellen Syndrom bei Alzheimer-Krankheit neuropsychiatrische Symptome: am häufigsten Aktivitätsprobleme (73 %), gefolgt von Ängsten (69 %), depressiven Symptomen (62 %), Wahn-Symptome (58 %) und Aggression (54 %), aber auch Schlafstörungen (35 %) und Halluzinationen (15 %). Darüber hinaus spielen auch psychische Vorgänge wie das Erleben von Insuffizienz, inneren Konflikten, Enttäuschungen oder Scham eine wichtige Rolle. Laut Forstmeier und Roth (2018) erfüllen ca. 15 % der Menschen mit einer Alzheimer-Krankheit die Kriterien einer depressiven Episode. Depressive Symptome sind häufig dafür verantwortlich, dass die Lebensqualität der Menschen mit demenzieller Entwicklung und deren Angehörigen sinkt (Bruvik et al., 2012). Psychische und Verhaltenssymptome wie Apathie, Depression, Angst, Reizbarkeit, Aggressivität und Hyperaktivität haben eine große praktische Relevanz. Sie hängen mit einer größeren Morbidität und Mortalität, einer reduzierten Lebensqualität der Menschen mit demenzieller Entwicklung und einer schnelleren Krankheitsprogression zusammen (Kales et al., 2015; Shin et al., 2005). Neuropsychiatrische Symptome belasten zudem die Angehörigen. Sie gehen mit einer reduzierten Lebensqualität, schlechterer Gesundheit und schlechterem Einkommen, mehr Stress und depressiven Symptomen bei diesen einher (Kales et al., 2015; Shin et al., 2005). Darüber hinaus sind psychische und Verhaltenssymptome ein primärer Prädiktor für vermehrte Aufnahmen ins Krankenhaus, erhöhte Pflegekosten und einen Übergang in ein Pflegeheim (Kales et al., 2015; Yaffe et al., 2002).

Es ist jedoch möglich, durch psychosoziale und psychotherapeutische Interventionen die Lebensqualität und Stimmung positiv zu beeinflussen. Daher ist es überaus sinnvoll, die Dyaden entsprechend früh aufzufangen, da sie positive Effekte nicht nur für die Menschen mit demenzieller Entwicklung, sondern auch für die Angehörigen und die Gesellschaft bedeuten.

1.3 Warum dyadische, psychotherapeutische Frühintervention?

„Wir sind als Ehepaar in die Gedächtnisambulanz gekommen und gehen als Mutter und Kind nach Hause.“ – ein Mensch mit beginnender Demenz

„Eigentlich ist sie meine Mutti. Aber meine Mutti ist jetzt mein Kind. Unsere Rollen haben sich vollständig umgekehrt.“ – eine Angehörige

Es liegen mannigfaltige, psychosoziale Interventionen für Menschen mit demenzieller Entwicklung und deren primäre Angehörige vor, die in Aufbau, Inhalt und Durchführung sehr heterogen sind (Van't Leven et al., 2013). Die meisten Interventionen richten sich dabei jedoch ausschließlich an die Menschen mit demenzieller Entwicklung oder die Angehörigen (Van't Leven et al., 2013) und das, obwohl ein bedeutsamer Teil der Krankheitslast auf dyadischer Ebene entsteht und gelöst werden sollte. Die beiden o. g. Zitate verdeutlichen dies eindrücklich. Denn bereits ab Beginn einer demenziellen Entwicklung verändert sich das Beziehungsgefüge zwischen den Beteiligten. Eine Beziehung, die zuvor auf Augenhöhe geführt wurde, läuft Gefahr, zunehmend in eine Schieflage zu geraten. Es kommt zu einem Rollenwechsel, der mit einer veränderten Kommunikation, einer veränderten Beziehungsqualität und erhöhtem Stress einhergeht. Sowohl die Menschen mit demenzieller Entwicklung als auch ihre Angehörigen durchlaufen zu Beginn jeder für sich einen Teufelskreis. Während sich Menschen mit demenzieller Entwicklung zunehmend zurückziehen, um mit ihren Gedächtnisschwierigkeiten nicht aufzufallen, versuchen die Angehörigen sie für Aktivitäten zu motivieren und korrigieren dabei oft (Abb. 1). Diese beiden Verhaltensweisen verstärken sich dyadisch wechselseitig und führen bei beiden zu negativen Konsequenzen. Eine gemeinsame Betrachtung der interpersonellen Aspekte kann hier eine große Chance sein.

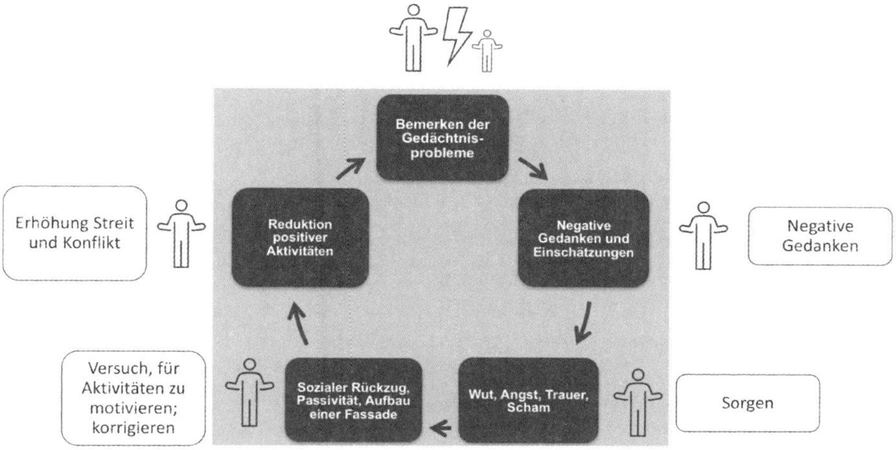

Abb. 1: Darstellung der Teufelskreise, die Menschen mit demenzieller Entwicklung (innerer Kreis) und ihre Angehörigen (äußerer Kreis) durchlaufen und die in einem dyadischen Wechselspiel zu einem ungleichen Beziehungsgefüge führen

Quelle: Wuttke et al.

Der dyadische Ansatz als Frühintervention für Menschen mit demenzieller Entwicklung und deren Angehörige ist sinnvoll, da die Demenz einen Stressor für alle Beteiligten darstellt (Wuttke-Linnemann et al., 2019). Die Angehörigen haben ein erhöhtes Risiko für die Entwicklung einer Depression (Cuijpers, 2005), wobei die Depression des Angehörigen wiederum ein Prädiktor für eine schlechtere Versorgungsstabilität des Menschen mit demenzieller Entwicklung darstellt (Guterman et al., 2019). Es besteht also eine Wechselwirkung zwischen den Menschen mit demenzieller Entwicklung und deren Angehörigen.

Erst in den letzten Jahren hat die Bedeutung von dyadischen Interventionen – also Interventionen, die sich an die Menschen mit demenzieller Entwicklung und deren Angehörige gleichermaßen richten – zugenommen (Wuttke-Linnemann et al., 2019). Diese gleichberechtigte Betrachtung von beiden gilt als vielversprechend, auch wenn Effekte bislang noch nicht einheitlich und konsistent erfasst wurden (Poon, 2022). Die Psychotherapie spielt hierbei allerdings noch eine untergeordnete Rolle. Scheurich und Fellgiebel (2009) weisen darauf hin, dass die Erforschung der Psychotherapie bei Menschen mit demenziellen Erkrankungen aufgrund weniger gut kontrollierter Studien noch in den Anfängen steckt.

Van't Leven et al. (2013) beschreiben, dass in den letzten Jahren dyadische psychosoziale Interventionen an Beliebtheit zugenommen haben und gleichzeitig durch eine große Heterogenität bezüglich Designs, Inhalten und Methoden gekennzeichnet sind. Gemeinsam ist aber allen die Kernidee, dass sich Menschen mit dementieller Entwicklung und deren Angehörige dyadisch, also gegenseitig, bedingen. So können z. B. demenztypische Verhaltensänderungen die Belastung der Angehörigen erhöhen, weshalb Strategien für den Umgang mit solchen Symptomen nicht nur das Verhalten der Menschen mit demenzieller Entwicklung positiv beeinflussen, sondern auch das Kompetenzerleben und die Stimmung der Angehörigen (de Vugt et al., 2004). Psychosoziale, dyadische Interventionen können darüber hinaus zur Lebensqualität beider Mitglieder einer Dyade beitragen (Smits et al., 2007), die Kommunikation innerhalb der Dyade verbessern, den Dyadenmitgliedern ermöglichen, die jeweils andere Sichtweise einzunehmen und so gegenseitiges Verständnis zu generieren statt Diskrepanzen im Alleingang zu lösen (Whitlatch et al., 2006). Zusätzlich können sie bei der emotionalen Erregung nach einer Demenzdiagnose unterstützen und weitere Hilfsangebote aufzeigen (Whitlatch et al., 2006). Daher eignet sich eine dyadische Intervention besonders zu Beginn der demenziellen Entwicklung, bei der beide Mitglieder einer Dyade aktiv an der Intervention teilnehmen und gemeinsam Entscheidungen fällen können.

Wie wichtig ein Adressieren der Angehörigen in psychosoziale Interventionen ist, konnte auch eine Studie von Mittelman et al. (1996) zeigen: Eine psychosoziale Intervention für die Angehörigen konnte eine Heimeinweisung um ein bis zwei Jahre verzögern. Auch Poll und Gauggel (2009) sowie Parker et al. (2008) sprechen sich für die Einbeziehung der Angehörigen in die Therapie aus, da diese aufgrund der anspruchsvollen Situation (zunehmende Pflege- und Versorgendenrolle, gepaart mit den Verhaltensänderungen der Menschen mit demenzieller Entwicklung, was häufig zu einer Vernachlässigung der eigenen Gesundheit, Interessen, Hobbies und sozialer Kontakte führe) oft die kognitiven Defizite wie Gedächtnis- und Orientierungsstörungen kompensatorisch ausgleichen und damit sowohl die alltägliche Funktionsfähigkeit wie auch die Umsetzung therapeutischer Inhalte zu einem Großteil mitbestimmen. Die Versorgungsstabilität der Menschen mit demenzieller Entwicklung hängt am seidenen Faden der Gesundheit der Angehörigen. Daher ist es auch wichtig, über eine dyadische Gruppenbehandlung, die Menschen mit demenzieller Entwicklung und deren Angehörige auf Augenhöhe betrachtet, die einzelnen Bedürfnisse aller Beteiligten wahrzunehmen. Es kann durchaus sinnvoll sein, zusätzlich Angehörigen den Besuch einer Selbsthilfegruppe oder das Wahrnehmen eines eigenen therapeutischen Angebots zu empfehlen und bei der Anbahnung behilflich zu sein.

Pflegende Angehörige

Etwa dreiviertel der Menschen mit Demenz werden von ihren Angehörigen in der Häuslichkeit versorgt. Diese Angehörigen sind überwiegend weiblich und kümmern sich entweder um ihren Ehemann (Paar-Dyaden) oder ihre Mutter (Eltern-Kind-Dyaden). Gemeinsam ist ihnen, dass sie sich zu Beginn der demenziellen Entwicklung nicht als pflegende Angehörige identifizieren. Denn Pflege ist kulturell auf körperliche Pflegeleistungen begrenzt. Hier ist allerdings die Frage berechtigt, ab wann „Pflege“ beginnt. Es ist durchaus denkbar, diesen Begriff auszuweiten. Denn gerade zu Beginn der demenziellen Entwicklung sind die (pflegenden) Angehörigen stark emotional gefordert und übernehmen mannigfaltige Aufgaben. Diese sind zwar weniger körperlich anstrengend, aber psychisch und emotional. In der Literatur werden daher auch alternative Begriffe für Angehörige von Menschen mit Demenz vorgeschlagen, zum Beispiel Kümmerer, Fürsorgende oder An- oder Zugehörige.

1.4 Warum dyadische, gruppenpsychotherapeutische Frühintervention?

Eine dyadische Behandlung von Menschen mit demenzieller Entwicklung und deren Angehörigen kann in Form von paartherapeutischen Ansätzen ermöglicht werden. Gleichzeitig bieten sich gerade hier gruppenpsychotherapeutische Settings an. Denn eine Gruppenpsychotherapie kann spezifisch gegen Rückzugstendenzen und Isolation der betreffenden Paare eingesetzt werden und greift zudem auf bestimmte motivierende Gruppenwirkfaktoren zurück. Unabhängig von demenziellen Erkrankungen wurde die Wirksamkeit von Gruppenpsychotherapie auf übergeordneter Ebene u. a. durch Yalom (2007) nachgewiesen (s. auch Kapitel 2.2 Wirkfaktoren des Gruppenprogramms). Gruppenpsychotherapie gilt allgemein als gleich effektiv wie Einzelpsychotherapie (McRoberts et al., 1998). Als zentraler Wirkmechanismus wird oft die soziale Unterstützung, die in einer Gruppe erlebt wird, beschrieben (Yalom, 2007). Zudem ergibt sich bei bestimmten Interventionen durch die bessere Ökonomie ein weiterer Vorteil für das Gruppensetting, so z. B. bei der kognitiven Stimulation (Spector et al., 2003).

Scott und Clare (2003) beschrieben Effekte für verschiedene gruppenpsychotherapeutische Interventionen bei Menschen mit Demenz. In Gruppen mit kognitiver Stimulation und Gedächtnistraining konnten signifikante Verbesserungen in der kognitiven Testleistung gezeigt werden, wobei die Übertragbarkeit in den Alltag in Form von relevanten Verbesserungen nicht immer nachgewiesen werden konnte. Ishizaki et al. (2002) führten eine Gruppentherapie für Menschen mit beginnender Demenz oder milder kognitiver Beeinträchtigung durch, jedoch ohne die Beteiligung von Angehörigen. Das Programm enthielt Bausteine der Realitätsorientierung in Form von kognitiver Stimulation sowie Bausteine der Reminiszenztherapie. Zudem wurde die soziale Interaktion gefördert, Spiele, Übungen und ergo- sowie kunsttherapeutische Aufgaben bearbeitet oder gemeinsam Musik gehört oder gesungen. Das Funktionsniveau der Teilnehmenden verbesserte sich im Vergleich zu einer passiven Kontrollgruppe signifikant. Nach der Intervention stellte sich eine Verbesserung der Wortflüssigkeit, des sozialen Interaktionsverhaltens und des klinischen Gesamteindruckes ein und die kognitiven Funktionen wurden stabilisiert.

Darüber hinaus bestätigten Haupt et al. (2000) die Wirksamkeit einer kombinierten Gruppentherapie für Menschen mit einem mittelschweren demenziellen Syndrom bei Alzheimer-Krankheit und deren pflegende Angehörige. Die Interventionen umfassten motorische Bewegungsübungen, Übungen der sensorischen Wahrnehmung und der kognitiven Aktivierung, Entspannungsübungen, Besprechung von Themen aus dem sozialen Umfeld und den alltäglichen Aufgaben, aber auch von angenehmen Aktivitäten wie Reisen, Interessen oder Erinnerungen aus dem Berufsleben. Die Angehörigen wurden zudem intensiv psychoedukativ über die eingeschränkten Fertigkeiten und Fähigkeiten aufgeklärt. Es wurden die krankheitsbedingt sich ergebenden Interaktionsschwierigkeiten aufgegriffen und gemeinsam Lösungsmöglichkeiten erarbeitet. Nach über 5 Monaten wöchentlicher Intervention kam es zu einer Konsolidierung von Alltagsfertigkeiten in gedächtnisbezogenen Leistungen und sozialen Verhaltensweisen. Ferner wurde seitens der Menschen mit Demenz ein Rückgang von Anspannung, aggressivem Verhalten und Gereiztheit erreicht sowie das verbale Kommunikationsverhalten und das sprachliche Vermögen positiv beeinflusst. Bei den Angehörigen stellte sich eine Verbesserung des subjektiven Wohlbefindens in Form von mehr innerer Ruhe und Entspannung ein. Zudem ergab sich ein Rückgang auffälliger Interaktionsmuster.

Ähnliche Ergebnisse berichten Scheurich et al. (2008) für die hier beschriebene Gruppenpsychotherapie für Menschen mit beginnender demenzieller Entwicklung sowie deren Angehörige. Ein besonderer Fokus dieser Gruppe liegt darauf, die Teilnehmenden zu ermutigen, positive Aktivitäten und Bewegung in der Freizeit (wieder)aufzunehmen oder aufrechtzuerhalten, da laut Teri et al. (1997) Sport und positive Aktivitäten antidepressive Wirkung haben. Zudem stehen diese in der Gruppenpsychotherapie belastenden Themenblöcken gegenüber. In der Verlaufsbeobachtung nach Gruppenteilnahme zeigten sich verschiedene signifikante Verbesserungen: So reduzierte sich bei den Menschen mit demenzieller Entwicklung Antriebslosigkeit und Rückzugsverhalten sowie die Angst, „entdeckt zu werden“ (Stigmatisierung) und „mit dem Problem allein zu sein“. Bei den Angehörigen reduzierten sich die Reizbarkeit, Schlafstörungen und Aggressivität. Alle Teilnehmenden äußerten sich sehr positiv und beschrieben einen Lebensqualitätserhalt (Scheurich et al., 2008).

2 FRIDA – Das Gruppenprogramm in der Anwendung

Alexandra Wuttke, Armin Scheurich, Katharina Geschke, Andreas Fellgiebel

2.1 Ziel des Gruppenprogramms

Ziel des in dem vorliegenden Manual beschriebenen Gruppenprogramms ist es, durch eine dyadische Frühintervention das Bewusstsein für die Herausforderungen der Menschen mit demenzieller Entwicklung und ihrer Familien zu wecken und sie darin zu unterstützen, besser mit den demenzbedingten Veränderungen umzugehen. Gerade da zu einem frühen Zeitpunkt nach der Diagnosestellung noch viele wichtige Weichenstellungen für die Krankheitsverarbeitung, Lebensgestaltung und Pflegeplanung möglich sind, wird dieses psychotherapeutische Gruppenprogramm angeboten. Den Dyaden wird praktisch aufgezeigt, dass es möglich ist, trotz der Gedächtnisprobleme am Leben aktiv teilzunehmen und sich so möglichst lange eine hohe Lebensqualität zu erhalten. Inhaltlich ist der Ansatz ressourcenorientiert, d. h. er baut auf den vorhandenen Stärken und Möglichkeiten jedes Einzelnen auf.

Das Gruppenprogramm verfolgt dabei konkrete Ziele, welche zunächst erläutert werden:

- Die Menschen mit demenzieller Entwicklung und ihre Angehörigen werden schonend und professionell über demenzielle Erkrankungen aufgeklärt.
- Das Gruppenprogramm stellt eine Möglichkeit dar, Gespräche zur Krankheitsverarbeitung zu führen und zu fördern.
- Im Rahmen des Gruppenprogramms wird ein kognitives Trainingsprogramm eingeführt und im Verlauf der Sitzung monitoriert.
- Die Menschen mit demenzieller Entwicklung und ihre Angehörigen werden zur Aufrechterhaltung positiver Aktivitäten angehalten.
- Die Beziehung zwischen den Menschen mit demenzieller Entwicklung und ihren Angehörigen wird geschützt und möglichst lange aktiv aufrechterhalten.
- Der Umgang mit Gedächtnisproblemen wird geübt und entkatastrophisiert.
- Die Menschen mit demenzieller Entwicklung und ihre Angehörigen werden in die Pflegeplanung bei Fortschreiten der Demenz eingeführt.

2.2 Wirkfaktoren des Gruppenprogramms

Neben den allgemeinen Wirkfaktoren von Gruppenpsychotherapie bestehen in dieser Gruppe zusätzlich demenzspezifische Faktoren. Die allgemeinen Wirkfaktoren von Gruppenpsychotherapie umfassen nach Yalom (2007) elf unspezifische Elemente, u. a. Universalität des Leidens, Mitteilung von Informationen, Techniken des mitmenschlichen Umganges, nachahmendes Verhalten, interpersonales Lernen und Gruppenkohäsion. Hier wird der interpersonale Fokus bereits deutlich, der vor allem für die Begleitung von Menschen mit demenzieller Entwicklung und deren Angehörigen wichtig ist. Das hier beschriebene Manual legt zusätzlich weitere Schwerpunkte auf Psychoedukation, Aktivitätenaufbau, Kommunikationstraining und kognitive Stimulation oder kognitives Training. Wie in Kapitel 1 beschrieben sind diese Inhalte empirisch gut begründet, entfalten anti-depressive Wirkungen und eine Stressreduktion bei allen Beteiligten und stellen somit die zentralen, demenzspezifischen Wirkfaktoren des Gruppenprogramms dar.

2.3 Rahmen, Setting und Indikation des Gruppenprogramms

Um die o. g. Ziele zu erreichen, werden als Behandlungsgruppe Menschen mit einer demenziellen Entwicklung und deren primäre Bezugspersonen/Angehörige, z. B. Partnerinnen und Partner, empfohlen. Denkbar ist aber auch die Teilnahme eines Kindes oder anderer enger Vertrauter.

Es ist zweitrangig, ob eine leichte kognitive Beeinträchtigung oder ein leichtgradiges demenzielles Syndrom vorliegt, ob eine neurodegenerative Erkrankung wie Alzheimer- und Lewy-Körperchen-Krankheit oder eine vaskuläre Demenz die Ursache sind. Wichtig ist, dass die Diagnose einer demenziellen Entwicklung gesichert ist. Demnach bieten sich Patientinnen und Patienten einer Gedächtnisambulanz bzw. -sprechstunde an.

Definition: Demenzielle Entwicklung

In diesem Manual wird bewusst der Begriff der demenziellen Entwicklung verwendet. Er steht sowohl für leichte kognitive Beeinträchtigungen, die nach Durchführung einer Differentialdiagnostik ursächlich auf eine demenzielle Erkrankung zurückgeführt wurden und somit prognostisch progredient sind (Prodromalstadium), als auch leichtgradige demenzielle Syndrome bei neurodegenerativen und vaskulären Erkrankungen, bei denen die kognitiven Defizite bereits eine Alltagsrelevanz haben.

Eine eindeutige und sichere Diagnose ist jedoch unbedingte Voraussetzung zur Teilnahme an diesem Gruppenprogramm, da sich auch zahlreiche andere Erkrankungen wie eine demenzielle Erkrankung im Frühstadium äußern können, die jedoch anders behandelbar sind, z. B. Depressionen, Schilddrüsenerkrankungen, Flüssigkeitsmangel und Nebenwirkungen bestimmter Medikamente.

Die folgenden Punkte sollten auf die Gruppenteilnehmenden zutreffen:

- Diagnostisch gesicherte spezifische Diagnose einer demenziellen Entwicklung (s. Kasten)
- Angehörige mit enger Beziehung zum Menschen mit demenzieller Entwicklung und häufigen Kontakten im Alltag (idealerweise Lebenspartnerinnen und -partner)

- Motivation zur Teilnahme
- Funktionale Fähigkeit zur Teilnahme (kognitiv und emotional; ein Richtwert hierfür kann ein MMST >23 Punkte sein)

Um passende Teilnehmende für die Frühintervention auszuwählen, ist es ratsam, mit interessierten Dyaden ein Vorgespräch zu führen. Ein Gesprächsleitfaden mit wichtigen Informationen zum Gruppenprogramm und möglichen Fragen für den Erstkontakt findet sich unter Kapitel 2.9 Materialien. In diesem Vorgespräch wird die Eignung (v. a. hinsichtlich der Motivation und funktionalen Fähigkeit) für die Gruppe geklärt. Ferner sollte bei der Auswahl der Dyaden auf eine Balance zwischen Heterogenität und Homogenität geachtet werden, sodass die Gruppenteilnehmenden nicht zu verschieden, aber auch nicht zu ähnlich sind. In diesem Vorgespräch erhalten die Teilnehmenden auch einen Überblick über die Themen des Gruppenprogramms (s. Kapitel 2.9 Materialien – Ablaufplan) und eine zusammenfassende Information, warum eine Frühintervention sinnvoll und hilfreich sein kann (s. Kapitel 2.9 Materialien – Hintergrund des Gruppenprogramms).

Die Gruppenleitung sollte kontinuierlich die Gruppe begleiten. Sie kann aus einer oder zwei Personen bestehen. Der Vorteil einer Person besteht darin, dass Vertrauen zu einer Person kontinuierlich aufgebaut wird und alle Themen gemeinsam besprochen werden. Psychologinnen und Psychologen oder Psychotherapeutinnen und -therapeuten sind besonders geeignet, die Gruppe zu leiten, da die Intervention viele kognitiv-verhaltenstherapeutische Elemente enthält. Dabei sind Erfahrungen bezüglich demenzsensibler Umgangsweisen und altersspezifischer psychotherapeutischer Ansätze sowie neuropsychologische Grundkenntnisse empfehlenswert.

Die Erweiterung auf psychologisch-geschulte anderweitige Berufe, welche eine hohe Demenzsensibilität aufweisen, ist denkbar (z. B. Pflegefachkräfte, Sozialarbeitende, Ärztinnen und Ärzte, Ergotherapeutinnen und -therapeuten). In diesem Fall kann es hilfreich sein, die Gruppe durch Psychologinnen, Psychologen, Psychotherapeutinnen oder -therapeuten supervidieren zu lassen. Unabhängig vom Erfahrungshintergrund der Gruppenleitung sollte diese in einem multiprofessionellen Team unterstützt werden, so dass themenweise Ärztinnen bzw. Ärzte, Neuropsychologinnen bzw. Neuropsychologen, Sozialarbeitende oder Logopädinnen bzw. Logopäden zu der Gruppe dazukommen können und/oder die Gruppenleitung bei konkreten Fragen unterstützen können.

Sobald ca. 4-6 Dyaden zur Teilnahme gefunden sind, wird das Gruppenprogramm immer 14-tägig für 90 Minuten über 12 Sitzungen begonnen. Bestenfalls werden die Termine bereits im Vorgespräch mit den Gruppenteilnehmenden abgestimmt.

Jede Sitzung beginnt immer mit einer psychomotorischen Übung zur Aktivierung (s. Kapitel 3), gefolgt von einer Übungseinheit kognitiver Stimulation oder kognitives Training (s. Kapitel 4). Danach erfolgt ein Informationsblock zu dem jeweiligen Sitzungsthema (s. Kapitel 5). Im Anschluss wird eine Intervention zu diesem Thema durchgeführt (z. B. Rollenspiel, moderierter Erfahrungsaustausch).

Folgende Themen werden in der Gruppe besprochen (s. Tab. 1): Alter und Altern, kognitive Stimulation und kognitives Training, demenzielle Entwicklung und Behandlung, Vorsorge- und Unterstützungsmöglichkeiten, Umgang mit der demenziellen Entwicklung, Selbstfürsorge, Kommunikation, Wohnen und technische Hilfsmittel, Sprache und Ernährung, Musik und Demenz.

Die in der nachfolgenden Tabelle beschriebene Reihenfolge wird von uns empfohlen, kann aber auch verändert werden (z. B. aufgrund der Verfügbarkeit anderer Berufsgruppen). Zudem können auch Inhalte aus einer Sitzung in einer späteren Sitzung aufgegriffen oder vorgezogen werden. Hier sollte die Gruppenleitung stets auf eine Passung zu den Bedürfnissen der Gruppe achten.

In diesem Kontext ist es erwähnenswert, dass sich die Sitzung Sprache und Ernährung von den anderen Sitzungen unterscheidet. Dies bezieht sich vor allem darauf, dass ein Teil der Sitzung Schlucken und Schluckstörungen thematisiert, die allerdings erst im späteren Verlauf einer demenziellen Entwicklung relevant werden. Da die Kenntnis hierüber aber wenig verbreitet ist und präventives Wissen an dieser Stelle essenziell für eine gute Begleitung und Betreuung zentral ist, wird hierauf bereits im Rahmen der Frühintervention eingegangen. Gleichzeitig obliegt es der Gruppenleitung zu entscheiden, inwiefern dieser Blick in die mögliche weitere demenzielle Entwicklung passend für die Gruppe ist. Sollte dies eventuell für eine Gruppe als weniger passend erachtet werden, kann der Schwerpunkt der Sitzung auf das Thema Sprache und Sprachaktivierung gelegt werden.

Tab. 1: Themen des Gruppenprogrammes in den einzelnen Sitzungen

Sitzungsnummer	Thema	Kapitel in diesem Manual
1	Begrüßung und Kennenlernen	5.1
2	Alter und Altern	5.2
3	Kognitive Stimulation und kognitives Training	5.3
4	Demenzielle Entwicklung und Behandlung	5.4
5	Vorsorge- und Unterstützungsmöglichkeiten	5.5
6	Umgang mit der demenziellen Entwicklung	5.6
7	Selbstfürsorge	5.7
8	Kommunikation	5.8
9	Wohnen und technische Hilfsmittel	5.9
10	Sprache und Ernährung	5.10
11	Musik und Demenz	5.11
12	Abschluss	5.12

Das Gruppenprogramm richtet sich vor allem an Menschen mit demenzieller Entwicklung und deren Angehörige, die bei dem Prozess der Krankheitsverarbeitung Begleitung und Unterstützung benötigen. Gleichzeitig adressiert das Programm auch präventiv Folgen der demenzbedingten Veränderungen, wie depressive Symptome, Stress, Belastungen und eine reduzierte Lebensqualität bei allen Beteiligten. Der Fokus liegt klar auf der gemeinsamen Begleitung von Menschen mit demenzieller Entwicklung und ihren Angehörigen. Gleichzeitig kann es notwendig sein, Angehörigen über die Gruppe hinaus die Teilnahme an einer Selbsthilfegruppe oder eigene therapeutische Angebote zu empfehlen und ggf. bei der Anbahnung behilflich zu sein. Auch für Menschen mit demenzieller Entwicklung können eigene therapeutische Interventionen sinnvoll sein und über die Gruppe hinaus gehen. Es sollte vermieden werden, ausgedehnte Psychoedukation der Angehörigen in Anwesenheit der Menschen mit demenzieller Entwicklung durchzuführen. Dafür sollte auf andere supportive Angebote hingewiesen werden, da der Rahmen und das Rational der Gruppe dies nicht leisten können.

Bereits vor dem Einsetzen des demenziellen Syndroms ergeben sich oft große psychische Herausforderungen. Die Vergesslichkeit und die Verunsicherung der Menschen mit demenzieller Entwicklung führen zu Beziehungsveränderungen und Beziehungsstörungen. Die Diagnose stellt häufig ein Stigma für die Menschen dar. Menschen mit demenzieller Entwicklung ziehen sich zurück, teilen sich nicht mehr mit oder vermeiden es, andere etwas zu fragen, weil diese dann vielleicht die Gedächtnisstörungen entdecken können. Menschen mit demenzieller Entwicklung und auch deren Angehörige erleben schon im frühen Verlauf der Demenz eine Überforderung und weisen ein erhöhtes Risiko für die Entwicklung einer depressiven Symptomatik auf, weshalb eine therapeutische Frühintervention indiziert sein kann. Die Beziehung zueinander, die für das Wohlergehen der Menschen mit demenzieller Entwicklung und Angehörige zentral ist, kann durch eine frühe Intervention geschützt und stabilisiert werden, indem man positive Interaktionen und Reziprozität stärkt. So können alle Beteiligte frühzeitig, direkt nach der Diagnose, aufgefangen werden, während passives Abwarten die Situation der Menschen mit demenzieller Entwicklung und der Angehörigen nur weiter verschlechtert. Linnemann und Fellgiebel (2017) beschreiben, dass bezüglich therapeutischer Ansätze vieles möglich sei, aber einer Anpassung bedarf. So empfehlen sie, dass die Therapieinhalte vereinfacht und gut strukturiert werden sowie eine schriftliche Fixierung der Ergebnisse einer Sitzung erfolgt. Es sollten generell möglichst viele Sinneskanäle angesprochen und Lernstrategien eingesetzt werden, die das prozedurale Gedächtnis aktivieren. Zudem sollten Therapieinhalte regelmäßig wiederholt, auch nonverbale Techniken eingesetzt und externale Gedächtnisstützen etabliert werden. Konzepte müssen vereinfacht und kompensatorische Strategien zur Festigung der Therapieinhalte (z. B. Merkzettel, Kalender, Checklisten) eingesetzt werden.

Definition: Resilienz

Resilienz oder auch die psychische Widerstandskraft meint die individuelle Fähigkeit, trotz Widrigkeiten gesund zu bleiben (Palacio et al., 2020). Gerade für Dyaden von Menschen mit demenzieller Entwicklung und deren Angehörige, die eine besonders hohe Vulnerabilität aufweisen, kommt der Resilienz eine besondere Bedeutung zu. Denn beide sind gestresst und laufen Gefahr, weitere negative Gesundheitskonsequenzen durch chronischen Stress zu erleben (Geschke et al., 2022). Die Förderung von Resilienz ist für beide zentral, um der demenziellen Entwicklung besser begegnen zu können.

Resilienz wird aus einem bio-psycho-sozialen Verständnis heraus definiert, denn sowohl biologische (z. B. Alter) wie auch psychologische (z. B. Selbstwirksamkeitserwartung, Optimismus) und soziale (z. B. Partnerschaftsqualität, soziale Kontakte) Faktoren beeinflussen die Ausprägung der Resilienz (Dias et al., 2015). Vor allem die soziale Dimension der Resilienz hat eine besondere Bedeutung und sollte gerade bei Dyaden von Menschen mit demenzieller Entwicklung und ihren Angehörigen gefördert werden. Hierunter sind neben der Beziehungsqualität, der Quantität und Qualität der sozialen Kontakte vor allem auch die Inanspruchnahme von Unterstützungsangeboten zu verstehen. Hier neigen insbesondere Angehörige von Menschen mit demenzieller Entwicklung dazu, diese lange nicht anzunehmen. „Es geht ja noch" motiviert häufig bis über die eigenen Grenzen hinaus vieles allein zu stemmen. Deshalb ist es wichtig, resilienzfördernde Verhaltensweisen in der Gruppe zu stärken und für deren Umsetzung zu motivieren. Dabei liegt der Fokus der Gruppe klar auf einem resilienzstärkenden und ressourcenorientierten Ansatz, der die Kompetenzen und Potenziale der Dyaden in den Fokus nimmt, statt diese von demenzbedingten Defiziten überlagern zu lassen.

2.4 Was bedeutet dyadisch im vorliegenden Programm?

Die im vorliegenden Manual beschriebene Frühintervention stellt ein dyadisches Gruppenprogramm für Menschen mit demenzieller Entwicklung und deren Angehörige dar. Doch was genau bedeutet „dyadisch" in diesem Kontext? Diese Frage wird im folgenden Abschnitt genauer beleuchtet.

Definition: dyadisch

Die dyadische Intervention soll beide Mitglieder der Dyade auf Augenhöhe adressieren.

Dyadische Therapiegestaltung befindet sich auf einem Kontinuum zwischen Einzel- und Paartherapie. Es besteht bislang jedoch keine eindeutige Definition, was die Heterogenität der bestehenden Ansätze und Interventionen verdeutlicht. Wichtig ist uns, dass eine dyadische Intervention Menschen mit demenzieller Entwicklung und deren Angehörigen auf Augenhöhe begegnen soll. Hierdurch wird der Veränderung im Beziehungsgefüge entgegengewirkt und die Dyaden erleben praktisch, dass ein Begegnen auf Augenhöhe möglich ist. Es gibt Interventionen, die sich dyadisch nennen und im Prinzip eine Beratung der Angehörigen in Anwesenheit der Menschen mit demenzieller Entwicklung beinhalten. Dies ist unbedingt zu vermeiden, denn genau dadurch wird das Ungleichgewicht in der Beziehungsdynamik verschärft.

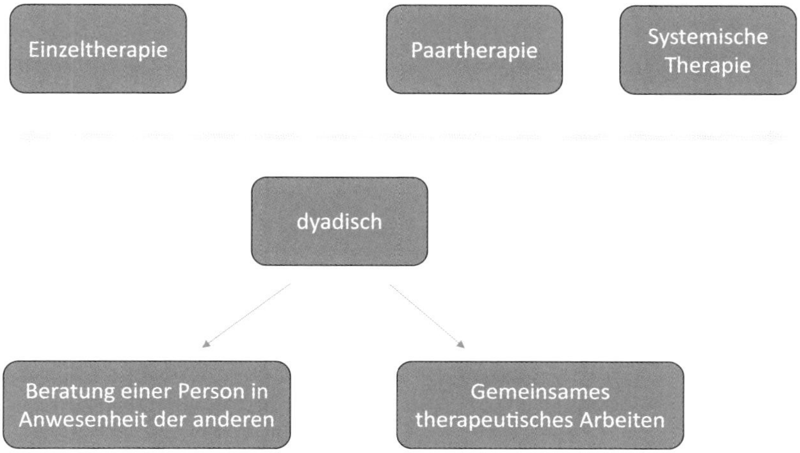

Abb. 2: Dyadische Therapie auf dem Kontinuum zwischen Einzel- und Paartherapie
Quelle: Wuttke et al.

Eine dyadische Intervention sollte alle Beteiligten auf Augenhöhe zum gemeinsamen therapeutischen Arbeiten adressieren, statt eine Partei in Anwesenheit der anderen zu beraten.

Die therapeutische Haltung in einem paartherapeutischen Kontext weist den Behandelnden die Rolle des neutralen Vermittlers zu. Dies ist notwendig, um mit beiden Personen gleichberechtigt auf Augenhöhe therapeutisch zu arbeiten, statt als „Anwalt für eine Seite" aufzutreten. Im Kontext dieser dyadischen Gruppenpsychotherapie weichen wir dieses Verständnis etwas auf und oszillieren zwischen den beiden Mitgliedern der Dyade. Denn bei demenziellen Entwicklungen liegt ein Sonderfall vor, der es nötig macht, dass bei bestimmten Themen die Menschen mit demenzieller Entwicklung mehr Unterstützung durch die Gruppenleitung bekommen (z. B. Thema Kommunikation), während bei anderen Themen die Angehörigen mehr Unterstützung benötigen (z. B. positive Aktivitätenplanung). Die Sitzungen sind so aufgebaut, dass sich diese Phasen abwechseln.

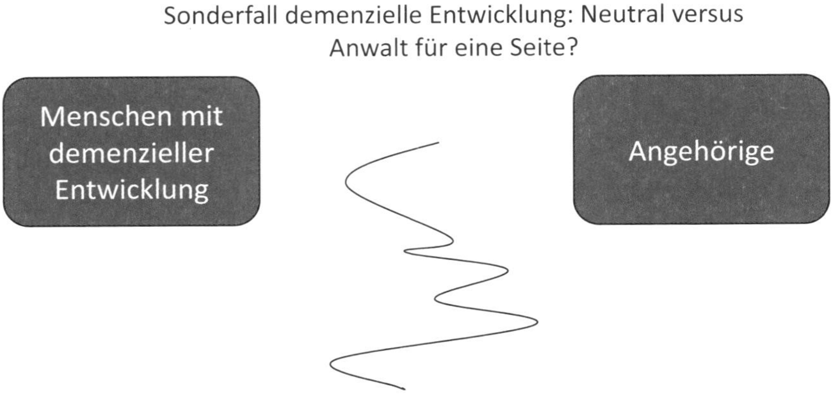

Abb. 3: Therapeutische Haltung im Sonderfall demenzieller Entwicklungen: Notwendigkeit der Oszillation zwischen den beiden Mitgliedern der Dyade

Quelle: Wuttke et al.

2.5 Grundregeln der (dyadischen) Gruppenpsychotherapie

deterioration effect

Gruppenpsychotherapeutische Ansätze gewinnen zunehmend an Bedeutung. Es ist als äußerst positiv zu bewerten, dass auch Forschung zur Gestaltung der Gruppenpsychotherapie, die positive Effekte für alle Teilnehmenden gewährleistet, intensiviert wurde. In diesem Kontext wurde der Begriff *deterioration effect* konstatiert, der negative Effekte von Gruppenpsychotherapien beschreibt. Es ist unbedingt notwendig, negativen Gruppendynamiken für einzelne Teilnehmende vorzubeugen. Dies betrifft Faktoren auf Seiten der Gruppenleitung, der Teilnehmenden sowie der Interaktion bzw. Passung von Teilnehmenden zur Gruppe (Roback, 2000). Auf Seiten der Gruppenleitung ist es empfehlenswert, die Auswahl der Teilnehmenden sorgfältig hinsichtlich der Gruppenpassung vorzunehmen (bspw. ausgeprägte Persönlichkeitsstörungen können die Passung zur Gruppe gefährden). Zusätzlich sollten Psychotherapeutinnen und -therapeuten eine Supervision erhalten, um herausfordernde Situationen besprechen zu können (Roback, 2000). Das Einführen von Gruppenregeln ist ein weiterer Aspekt, um den Rahmen für die Gruppe festzulegen. Keine Aggressivität, keine Ausgrenzung, keine Kritik vor anderen sind drei wichtige Regeln, die präventiv dem *deterioration effect* vorbeugen sollen.

Zu Beginn jeder Gruppenpsychotherapie werden gemeinsam mit der Gruppe Gruppenregeln erarbeitet. Dies ist unbedingt notwendig, um einen Rahmen für die Gruppe zu schaffen, in dem es für die Teilnehmenden möglich ist, positive Lernerfahrungen zu sammeln. Neben selbstverständlichen Absprachen zum Thema Schweigepflicht, sollte hier auch explizit festgelegt werden, dass keine Aggressivität, keine Ausgrenzung und keine Kritik vor anderen in der Gruppe geübt werden dürfen. Es kann hilfreich sein, auch explizite, dyadische Regeln einzuführen. Hier können Hinweise von der Gruppenleitung kommen, wie die gemeinsame therapeutische Arbeit gestaltet werden kann. Die Gruppenleitung sollte sich in dieser Haltung wiederfinden und gerade in den ersten Sitzungen auf die Einhaltung dieser Grundsätze achten und stetig selbst Modell für deren Umsetzung sein. Wir verstehen die im Folgenden ausformulierten Regeln als die drei Grundpfeiler der dyadischen Arbeit.

1. Wir reden miteinander und nicht übereinander.

„Sie glauben nicht, was gestern wieder bei uns los war. Mein Mann sollte in den Keller gehen und Kartoffeln hochbringen. Stattdessen kam er mit zwei Dosen Mais."

Durch den Prozess der Diagnostik sind Angehörige gewohnt, die Defizite und Schwierigkeiten des Menschen mit demenzieller Entwicklung direkt anzusprechen. Im Rahmen der Diagnostik mag das hilfreich und auch notwendig gewesen sein, für die Krankheitsbewältigung hingegen ist es toxisch. Denn dieses Kommunikationsmuster, in dem über- statt miteinander gesprochen wird, verstärkt die ungleiche Beziehung. Zu Beginn der Gruppe wird daher erklärt, dass solche Aussagen unterlassen werden müssen. Dabei bildet die Regel „Wir reden miteinander und nicht übereinander" die Regel „Keine Aggressivität, keine Ausgrenzung, keine Kritik vor anderen" mit ab, so dass deren zentrale Bedeutung für die erfolgreiche Arbeit in der Gruppe erneut betont wird. Wenn es nötig ist, solche Situationen mit Defiziten und Schwierigkeiten anzusprechen, sollte wertschätzend und schonend formuliert werden. Dazu helfen die Regeln 2 und 3.

2. Wir lassen Defizite nicht unkommentiert stehen.

„Gestern hast du mir mal wieder falsche Sachen aus dem Keller mit hochgebracht."

Ziel der Gruppe ist es, sowohl Menschen mit demenzieller Entwicklung als auch ihre Angehörigen darin zu bestärken, miteinander statt übereinander zu sprechen. Wenn herausfordernde Verhaltensweisen angesprochen werden müssen, sollte dies in einem praise-criticism-praise-sandwich (Verpackung der negativen Rückmeldung in positiven Kommentaren) erfolgen, statt Defizite einfach stehen zu lassen. In diesem Beispiel wäre eine für beide Seiten hilfreichere Formulierung:

„Ich habe mich gestern sehr gefreut, dass du mir beim Kochen geholfen hast. Allerdings mache ich mir Sorgen, denn du hast zwei Dosen Mais statt der Kartoffeln mitgebracht. Ich habe überlegt, ob es Dir helfen könnte, wenn wir demnächst einen kleinen Zettel schreiben, auf den du dann schauen kannst?"

3. Wir sparen nicht mit Lob und positiver Verstärkung.

Gemäß des resilienzstärkenden und ressourcenorientierten Ansatzes ist es Ziel der Gruppe, wieder den Blick auf das positive und die gut gelingenden Sachen im Alltag zu richten. Die Diagnose der demenziellen Entwicklung ist sinnbildlich als eine Wolke zu verstehen, die mal mehr, aber auch mal weniger den Sonnenschein trübt. In diesem Sinne werden die Dyaden angehalten, bewusst wieder auf die Dinge zu schauen, die von der demenziellen Entwicklung nicht beeinträchtigt sind und sich bewusst positive Dinge zu sagen (positive Reziprozität). In diesem Kontext führen wir auch oft ein Positivtagebuch ein.

Positivtagebuch

Beim Positivtagebuch besteht die Aufgabe darin, jeden Tag drei Dinge zu benennen, über die man sich gefreut hat, für die man dankbar ist oder die positiv wahrgenommen wurden. Die Dyaden reagieren häufig anfangs überfordert und sind überzeugt, dass sie keine drei Dinge im Alltag benennen können. Dabei geht es genau darum, den Blick wieder für die kleinen Dinge des Lebens zu stärken und zu entdecken, dass trotz der demenziellen Entwicklung viele Bereiche des Lebens unbeeinträchtigt sind. Wenn man in den nächsten Sitzungen diese Liste zu Beginn vortragen lässt, startet man bereits sehr positiv in die Gruppe und zwischen den Gruppenmitgliedern baut sich eine zuversichtliche Stimmung auf.

2.6 Allgemeines zum Sitzungsaufbau

Im vorliegenden Gruppenprogramm wurden Elemente der Verhaltenstherapie nach Ehrhardt und Plattner (1999) implementiert und diese mit psychomotorischen Übungen in Anlehnung an Baumann und Leye (1995) kombiniert. Jede Sitzung enthält jeweils drei Programmelemente: Zu Beginn jeder Sitzung werden psychomotorische Übungen zur Aktivierung durchgeführt (s. Kapitel 3). Anschließend folgt eine Einheit zur kognitiven Stimulation und dem kognitiven Training (s. Kapitel 4). Danach beginnt der inhaltsspezifische Teil der Sitzung. Dazu folgen in festgelegter Reihenfolge verschiedene psychoedukative Informationsblöcke, wobei die Sitzungen mit Rollenspielen zur Stärkung der sozialen Kompetenz und spezifischen Arbeitsblättern abgerundet werden (s. Kapitel 5).

Durch die Übungen zur psychomotorischen Aktivierung werden die Menschen mit demenzieller Entwicklung und deren Angehörige ermutigt, Gymnastik und sportliche Freizeitaktivitäten aufrechtzuerhalten oder (wieder)aufzunehmen. Das Körpergefühl und die Körperwahrnehmung, die Geschicklichkeit, Kraft und Koordination werden dabei trainiert. Die Bewegung hat zudem eine antidepressive Wirkung (Teri et al., 2003). Anschließend folgen Übungen zur kognitiven Stimulation und dem kognitiven Training, um die kognitiven Fähigkeiten wie Erinnerungsvermögen, Aufmerksamkeit, Sprache, Logik und Praxie anzuregen. Durch die kognitive Aktivität soll der kognitive Abbau verlangsamt und die Lebensqualität und das Wohlbefinden aufrechterhalten werden. Die fachgerechte kognitive Stimulation ermöglicht es, den Menschen mit demenzieller Entwicklung widerzuspiegeln, dass ein Großteil ihrer kognitiven Funktionen intakt und alltagstauglich ist. So eingesetzt wirkt die kognitive Stimulation wie ein Gegengewicht gegen die schwere Bürde der Zuschreibung einer demenziellen Entwicklung. Diese beiden Blöcke (psychomotorische und kognitive Aktivierung) sollen zu Erfolgserlebnissen führen und dienen damit als positives Gegengewicht zu den potenziell belastenden Themen der sich anschließenden psychoedukativen Blöcke. In diesen werden die Teilnehmenden über die Demenz, die Diagnosestellung, den Verlauf der demenziellen Entwicklung, die Möglichkeiten der medikamentösen Behandlung und der Psychotherapie, die Behandlung der Begleitsymptome, fachgerechte Pflege und Versorgung und die Notwendigkeit, weitere Personen einzubeziehen, aufgeklärt. In den Rollenspielen werden neue Umgangsformen mit den Orientierungs- und Gedächtnisproblemen erprobt und eingeübt. Durch den Rollentausch zwischen den Menschen mit demenzieller Entwicklung und den Angehörigen wird ferner ermöglicht, die jeweils andere Perspektive kennenzulernen und schwierige Alltagssituationen im Umgang mit den Gedächtnisproblemen zu entschärfen.

2.7 Benötigtes Material

Es ist empfehlenswert, in der ersten Sitzung jedem Gruppenteilnehmenden einen Ordner mit Klarsichtfolien auszuhändigen, in dem die Arbeitsblätter und Materialien der einzelnen Sitzungen abgeheftet werden können.

Vor Beginn der Gruppentherapie müssen die empfohlenen Broschüren der Deutschen Alzheimer Gesellschaft bestellt und in den jeweiligen Sitzungen ausgehändigt werden. Folgende Broschüren der Deutschen Alzheimer Gesellschaft werden in den einzelnen Leitfäden der Sitzungen empfohlen. Sie können alle kostenlos über den Shop der Deutschen Alzheimer Gesellschaft als Printprodukt oder Download erworben werden:

Link zum Shop der Deutschen Alzheimer Gesellschaft:
https://shop.deutsche-alzheimer.de/broschueren

- Sitzung 3: Demenz. Das Wichtigste
- Sitzung 3: Was kann ich tun?
- Sitzung 8: 11 Tipps zur besseren Verständigung mit Menschen mit Demenz
- Sitzung 9: Tablets, Sensoren & Co

In jeder Sitzung werden neben einem Flipchart Stifte und Klemmbretter/Unterlagen für jeden Gruppenteilnehmenden benötigt; ferner dicke Stifte (z. B. Eddings) zum Schreiben auf dem Flipchart für die Gruppenleitung. Zu jeder Sitzung gibt es Informations- bzw. Arbeitsblätter, welche zum einen als Gedankenstütze für die Gruppenleitung dienen und andererseits auch den Teilnehmenden vor bzw. nach dem jeweiligen Informationsblock ausgehändigt werden. Zudem werden für jede

Sitzung Materialien für die Aufwärmphase und je nach Sitzung ein Musikabspielgerät, ein Seil/Zeitstrahl oder andere Materialien benötigt, auf die konkret in den Sitzungsleitfäden eingegangen wird.

Ab Sitzung 3 (Kognitive Stimulation und kognitives Training) werden Übungseinheiten zu kognitiver Stimulation und kognitivem Training fester Bestandteil der Sitzungen. Bislang wurde dies in der Gruppe anhand von ausgedruckten Arbeitsblättern (siehe Literaturhinweise) durchgeführt. Wie in Kapitel 4 beschrieben, ist es aus neuropsychologischer Perspektive empfehlenswert und zeitgemäß, diese Übungseinheiten digital durchzuführen. Daher sollte in der Gruppe am Ende von Sitzung 2 (Alter und Altern) besprochen werden, ob es allen Teilnehmenden möglich ist, ein digitales Endgerät (z. B. Laptop, Tablet, Smartphone) für die Übungen zur kognitiven Stimulation mitzubringen. Falls dies nicht möglich ist, kann die Gruppenleitung entsprechende Endgeräte zur Verfügung stellen oder ausgedruckte Arbeitsblätter entsprechend der Literaturempfehlungen in Kapitel 4 für die jeweiligen Sitzungen vorbereiten. Es sollte entweder gemeinschaftlich digital oder anhand von ausgedruckten Arbeitsblättern trainiert werden.

Für die Sitzung 4 – Vorsorge und Unterstützungsmöglichkeiten sollte frühzeitig geplant werden, ob und wenn ja, welche zusätzlichen Materialien benötigt werden. Diese Sitzung wird in der Regel durch Mitarbeitende des Sozialdienstes geleitet. Es ist empfehlenswert, Informationsbroschüren und Materialien von regionalen Anlaufstellen und Angeboten mitzubringen und an die Dyaden zu verteilen. Ebenso sind Vordrucke für die Vorsorgevollmacht ausgedruckt zu empfehlen. Es hat sich als vorteilhaft erwiesen, die Mitarbeitenden des Sozialdienstes im Vorfeld zur Sitzung den Wohnort der Dyaden mitzuteilen (sollte mit den Dyaden besprochen werden), um passgenauer über regionale Anlaufstellen informieren zu können.

Links zu Formularen für Vorsorgevollmacht, Patientenverfügung, Betreuungsrecht, Ehegattennotvertretung:

- Bundesministerium der Justiz: www.bmj.de
- Bundesministerium für Gesundheit: www.bundesgesundheitsministerium.de

2.8 Benötigte personelle Ressourcen

Eine Gruppenleitung sollte kontinuierlich die Gruppe begleiten. Zusätzlich sollten zu spezifischen Themen Expertinnen und Experten anderer Berufsgruppen in die Gruppe eingeladen werden. Eine Terminabsprache mit diesen sollte frühzeitig erfolgen, damit die teilnehmenden Dyaden wissen, dass zu einzelnen Sitzungen zusätzliche Personen eingeladen sind. Dies betrifft folgende Sitzungen:

- Sitzung 3: Demenzielle Entwicklung und Behandlung (Leitung durch Ärztin/Arzt empfohlen)

- Sitzung 4: Vorsorge- und Unterstützungsmöglichkeiten (Leitung durch Sozialdienst empfohlen)
- Sitzung 10: Sprache und Ernährung (Leitung durch Logopädin/Logopäden empfohlen)

Sind Kolleginnen bzw. Kollegen dieser Berufsgruppen nicht verfügbar, so ist es auch möglich, dass die Gruppenleitung die Inhalte entsprechend der Leitfäden mit den Dyaden erarbeitet.

Bezüglich der Auswahl und Ausgestaltung der Übungen zur psychomotorischen Aktivierung sind Rücksprachen mit Bewegungstherapeutinnen bzw. -therapeuten sowie bezüglich der Übungen zur kognitiven Stimulation und kognitivem Training mit Neuropsychologinnen bzw. -psychologen zu empfehlen.

2.9 Materialien

Die Materialien dieses Buches stehen Ihnen auch unter https://www.medhoch-zwei-verlag.de/Werke/FRIDA kostenfrei zum Download zur Verfügung.

zum Download

Gesprächsleitfaden für Erstkontakt

1. **Informationen zur Gruppe**
   - Worum genau geht es?
   - Warum ein Gruppenprogramm?
   - Warum überhaupt Frühintervention?
   - Ziele und Themen des Gruppenprogrammes
   - Erwartungen der Teilnehmenden

2. **Informationen von den Teilnehmenden und konkrete Fragen**
   - Was erwarten Sie?
   - Wie gehen Sie bislang mit den Veränderungen durch die demenzielle Entwicklung um?
   - Wo benötigen Sie Hilfe oder Unterstützung?

3. **Organisatorisches**
   - Ab wann können Sie?
   - Welche Tage passen?
   - Welche Uhrzeit ist möglich?
   - Haben Sie die Möglichkeit, per Smartphone, Tablet oder PC an einem computerisierten kognitiven Training teilzunehmen?

Ablaufplan

Es finden insgesamt 12 Sitzungen statt, die jeweils folgende Themen im Schwerpunkt behandeln:

Sitzungsnummer	Thema
1	Begrüßung und Kennenlernen
2	Alter und Altern
3	Kognitive Stimulation und kognitives Training
4	Demenzielle Entwicklung und Behandlung
5	Vorsorge- und Unterstützungsmöglichkeiten
6	Umgang mit der demenziellen Entwicklung
7	Selbstfürsorge
8	Kommunikation
9	Wohnen und technische Hilfsmittel
10	Sprache und Ernährung
11	Musik und Demenz
12	Abschluss

Hintergrund des Gruppenprogramms

Bei dem angebotenen psychotherapeutischen Gruppenprogramm handelt es sich um ein Programm zur Frühintervention für Menschen mit demenzieller Entwicklung und deren Angehörige. Zu einem frühen Zeitpunkt nach der Diagnosestellung sind noch viele wichtige Weichenstellungen für die Krankheitsverarbeitung, Lebensgestaltung und Pflegeplanung möglich. Darum wird dieses psychotherapeutische Gruppenprogramm angeboten.

Den Teilnehmenden wird praktisch aufgezeigt, dass es trotz der Gedächtnisprobleme möglich ist, aktiv am Leben teilzunehmen und sich so möglichst lange eine hohe Lebensqualität zu erhalten. Inhaltlich ist der Ansatz ressourcenorientiert, d. h. er baut auf den vorhandenen Stärken und Möglichkeiten jedes Einzelnen auf.

Warum gerade Frühintervention?

- Bereits vor dem Einsetzen des demenziellen Syndroms ergeben sich große psychische Herausforderungen. Die Vergesslichkeit und die Verunsicherung führen zu Beziehungsveränderungen. Menschen mit demenzieller Entwicklung ziehen sich zurück, teilen sich nicht mehr mit, vermeiden es, andere etwas zu fragen, weil diese dann vielleicht die Gedächtnisstörungen entdecken könnten.
- Menschen mit demenzieller Entwicklung und auch deren Angehörige sind im frühen Verlauf der Demenz häufig überfordert und haben ein erhöhtes Risiko für die Entwicklung einer depressiven Symptomatik.
- Die Beziehung zueinander, die für das Wohlergehen beider zentral ist, kann durch eine frühe Intervention geschützt und stabilisiert werden.
- Passives Abwarten verschlechtert die Situation beider.
- Kognitives Training und kognitive Stimulation haben einen positiven Effekt auf den Erhalt der kognitiven Fähigkeiten und das Wohlbefinden.

Ziel dieser Frühintervention ist es, das Bewusstsein für die Belastungen aller Beteiligten zu wecken und sie zu unterstützen, die verbleibende Lebenszeit aktiv zu gestalten, Vorsorgevollmachten und Erbschaftsregelungen zu treffen, die Wohnung pflegegerecht einzurichten und technische Hilfsmittel kennen zu lernen. Konkrete Ziele umfassen dabei:

- schonende und professionelle Aufklärung über demenzielle Entwicklungen
- Gespräche zur Krankheitsverarbeitung
- Einführung und Monitoring eines kognitiven Trainingsprogramms
- Aufrechterhaltung angenehmer Aktivitäten
- Schutz und Aufrechterhaltung der Beziehung zueinander
- Übung im Umgang mit und Entkatastrophisierung von Gedächtnisproblemen
- Einführung in die Pflegeplanung bei Fortschreiten der Demenz

3 Psychomotorische Aktivierung zu Beginn der Sitzung

Karin Dannich

3.1 Rational für die psychomotorische Aktivierung zu Beginn

Psychomotorische Übungen, die Menschen mit demenzieller Entwicklung zusammen mit ihren Angehörigen durchführen, haben eine positive Wirkung auf die physische und psychische Gesundheit aller Beteiligten. Forschungsergebnisse der letzten zehn Jahre zeigen, dass körperliche Inaktivität ein Risikofaktor für die Entstehung einer Demenz, v. a. einer Alzheimer-Krankheit, darstellt (Luck und Riedel-Heller, 2016). Im Gegensatz dazu wirkt sich körperliche Aktivität positiv auf die Hirngesundheit aus (GCBH, 2016). Auch in der Leitlinie der WHO zur Demenzprävention (2019) hat körperliche Aktivität bei Menschen mit geringen kognitiven Einschränkungen einen hohen Stellenwert zur Vorbeugung einer demenziellen Entwicklung. Es wird ausreichend Bewegung in Verbindung mit kognitivem Training und sozialer Interaktion empfohlen. Zur Prävention und Intervention bei Menschen mit demenzieller Entwicklung werden laut Studienlage multidimensionale Ansätze empfohlen (Kivimäki et al., 2015). Dazu zählt ein regelmäßiges aerobes Training mittlerer Intensität von 150 Minuten pro Woche (WHO, 2019) in Form von Alltagsaktivitäten wie zum Beispiel Gehen, Treppensteigen und Gartenarbeit oder sportlichen Freizeitaktivitäten wie Wassergymnastik, Radfahren, Gesellschaftstanz (Kabath, 2017), Schwimmen und Wandern – ausgerichtet und durchgeführt nach den individuellen Präferenzen. Zusätzlich wirkt sich ein Kraft- und Balancetraining zweimal pro Woche positiv aus. Weitere Untersuchungen zeigen, dass „motorisch-kognitive Komplexleistungen (Dual-Task) […] bei Menschen mit leichter bis mittelgradiger Demenz durch einen spezifischen Trainingsansatz deutlich verbessert werden“ können (Zieschang et al., 2012). Die soziale Interaktion weckt eine emotionale Komponente, die positive Gefühle erzeugt, die Motivation zum Teilnehmen steigert und antidepressiv wirkt. Aus diesem Grund ist es ideal, die psychomotorische Aktivierung im dyadischen Gruppensetting durchzuführen.

„Gehirne sind entstanden, um Bewegung zu ermöglichen. Egal, was wir denken oder tun, Bewegung ist das Ergebnis“ (Kempermann, 2017)

Diese Aussage macht deutlich, dass Kognition und Bewegung aneinandergekoppelt sind.

Nicht zu unterschätzen ist der Einsatz von Musik bei Bewegung, insbesondere Musik, die sich an der Biografie und den individuellen Vorlieben der Menschen mit demenzieller Entwicklung orientiert. Laut Kressig (2022) hat diese nicht nur positive Effekte auf psychische und Verhaltenssymptome, sondern auch auf Kognition, Gleichgewicht und Gangsicherheit. Beobachtungen in Gruppentherapien der Klinik für Psychiatrie und Psychotherapie der Universitätsmedizin Mainz zeigen eine positive Auswirkung auf Emotion, Motivation und Bewegungsqualität der Teilnehmenden. Gembris (2014) vermutet, dass der Grund für die motorisch-emotionale Wirkung der Musik darin zu sehen ist, dass diese Orientierung uns ein Gefühl von Sicherheit gibt.

3.2 Worauf muss geachtet werden? Was ist sinnvoll?

Bei der Durchführung eines Gruppentrainings mit Menschen mit demenzieller Entwicklung empfehlen Hauer und Schwenk (o. J.) Trainingsrichtlinien, welche psychosoziale Aspekte, verbliebene Ressourcen und Beeinträchtigungen der Teilnehmenden berücksichtigen:

- Vermittlung von Sicherheit und zielgerichtetes Training durch einfache und klar strukturierte Trainingsorganisation
- Adaptation der Übungsauswahl und Übungsvermittlung an die verbliebenen Fähigkeiten der Teilnehmenden
- Anpassung des Wechsels zwischen vertrauten Übungselementen und neuen Trainingssituationen an das verminderte Lerntempo der Teilnehmenden

Daraus ergeben sich „Richtlinien zur Trainingsanleitung:

- Verwendung einfach strukturierter Übungen
- Behutsame Steigerung des Schwierigkeitsgrades
- Häufige Wiederholung von Übungen
- Betonung von Trainingsfortschritten.“ (Hauer/Schwenk, o. J.)

Zu Beginn jeder Sitzung der dyadischen, gruppenpsychotherapeutischen Frühintervention werden psychomotorische Übungen im Sinne eines Dual-Task-Trainings angeleitet: körperliches Training vorwiegend über das Schulen von Gleichgewicht, Koordination und Geschicklichkeit in Verbindung mit geistigem Training in Form von Wortspielen und Rechenaufgaben. Bei dynamischen Übungen und in der Fortbewegung eignet sich der Einsatz von Musik.

Bei den aufgeführten Übungen in Kapitel 3.3 ist darauf zu achten, dass bei den vorgeschlagenen Ausgangstellungen – a) geschlossener Stand, b) Semi-Tandemstand, c) Tandemstand – individuell diejenige gewählt wird, die für die Teilnehmenden eine machbare Herausforderung bietet, jedoch nicht sturzgefährdend ist (s. Abb. 4). Zur Steigerung der Schwierigkeit bei Gleichgewichtsübungen können auch weiche Unterlagen wie zum Beispiel ein Balance Pad oder Kissen verwendet werden. Anstelle des Stands ist auch ein Gehen, Marschieren auf der Stelle oder – bei ausreichendem Platz – durch den Raum möglich. Letzteres ist im Sinne des Dual-Task-Trainings eine größere Herausforderung. Generell ist es für das Gleichgewicht eine höhere Herausforderung, wenn das vestibuläre System durch Kopfbewegungen zusätzlich irritiert wird. Deshalb ist eine Steigerung der Gleichgewichts-Übungen dadurch möglich, dass die Teilnehmenden dazu aufgefordert werden, den Blick vom Boden zu lösen und durch Kopfdrehung nach rechts, links und oben zu richten. Kopfbewegungen nach hinten mit Blick zur Decke stellen den höchsten Schwierigkeitsgrad dar. Teilweise könnten Teilnehmende dabei aus der Balance kommen und sturzgefährdet sein. Ein erhöhtes Risiko für Stürze sind auch Ballspiele, wenn die Teilnehmenden schnell einem Ball hinterherlaufen wollen, der auf den Boden fällt und wegrollt (gewohnte Reaktion aus vergangenen Zeiten). Deshalb werden die Teilnehmenden vor Beginn eines Ballspiels darauf hingewiesen, dass nur die Gruppenleitung die Bälle aufhebt.

Für Menschen mit demenzieller Entwicklung ist es hilfreich, wenn der Ablauf der Übungen einer klaren Struktur folgt und die Übungen immer an der gleichen Stelle durchgeführt werden, sowohl örtlich als auch zeitlich.

- Gleicher Raum
- Gleicher Platz der einzelnen Teilnehmenden im Raum
- Gleiche Sozialform, z. B. Kreis bei Einzel- und Gruppenarbeit, Aufstellen in zwei Reihen gegenüber bei Partnerarbeit

Um die Übungen zu manifestieren und einen wirksameren, positiven Effekt zu erzielen, sollen einzelne Übungen im häuslichen Training täglich über die Dauer von ca. fünf Minuten durchgeführt werden. Übungen mit Denkspielen (Wort- und Rechenübungen) sollen täglich ein- bis dreimal durchgeführt werden. Darauf werden die Teilnehmenden immer mal wieder an geeigneter Stelle hingewiesen. Das aerobe Training soll nach den individuellen Präferenzen ausgerichtet und durchgeführt werden. Für das Balancetraining sollen bekannte Übungen aus den Präsenzstunden genommen werden.

3.3 Beispielhafte Übungen für die Sitzungen

Reaktions-Balance-Wortspiel

Benötigtes Material: keines

- Sie bekommen ein kurzes Wort vorgegeben (z. B. Haus).
- Sie sollen sich die einzelnen Buchstaben des Wortes merken und dazu zusammen laut sagen: Haus hat die Buchstaben H-A-U-S.
- Wiederholen Sie dies zwei- bis dreimal.
- Anschließend gehen Sie durch den Raum oder marschieren auf der Stelle.
- Die Gruppenleitung nennt währenddessen laut und deutlich mehrere Buchstaben des Alphabets. Immer wenn ein Buchstabe des Wortes Haus genannt wird, bleiben Sie sofort stehen und verharren in der aktuellen Schrittposition.
- Zum Beispiel J-X-B-A (Stopp ... und weiter gehen) M-O-I-F-H (Stopp ... und weiter gehen) usw.

Varianten der Balanceübung mit unterschiedlicher Schwierigkeit:

Beim Stoppen

- beide Arme nach oben in die Luft strecken,
- sich auf die Zehenspitzen stellen,
- sich auf ein Bein stellen.

Anmerkung: Wenn bei dieser Variante Unsicherheit besteht, können Sie mit einer Partnerin bzw. einem Partner durch den Raum gehen. Beim Stoppen fassen sich beide an den Händen und stellen sich in den Einbeinstand.

Varianten der Denkaufgabe mit steigender Schwierigkeit:

- Eine leichtere Variante als oben beschrieben ist, wenn das Wort an einem Flipchart notiert und für alle sichtbar ist.
- Es werden längere Wörter gewählt, z. B. Sommer, Apfel, singen, Theater, Teddybär usw.
- Zwei kurze Wörter werden miteinander verbunden.
  - Mit dem ersten Wort wird geübt, zum Beispiel H-A-U-S.
  - Mit dem zweiten Wort wird geübt, zum Beispiel B-A-U-M.
  - Nun wird aus den beiden Wörtern ein Wort gebildet B-A-U-M-H-A-U-S.
  - Weitere Worte: Spiel-Platz, Tisch-Bein, Kaffee-Tasse, Enkel-Kind usw.

Balance-Wortspiel

Benötigtes Material: Balance Pads (je nach körperlicher Fitness; falls nicht vorhanden: Kissen), 1 Ball

- Stellen Sie sich im Kreis auf (oder wenn Sie zu zweit sind: Stellen Sie sich gegenüber auf)
- Stellen Sie sich auf das Balance Pad, falls es Ihr Gleichgewicht zulässt. Sie können je nach Schwierigkeitsgrad entweder die Beine (a) nebeneinander im geschlossenen Stand, (b) im Semi-Tandem-Stand oder (c) voreinander im Tandem-Stand aufstellen (s. Abb. 4). Falls Sie auf dem Balance Pad kein Gleichgewicht halten können, stellen Sie sich in Position (a), (b) oder (c) auf den Boden. Falls Sie zu Hause kein Balance Pad haben, können Sie sich auch auf ein Kissen stellen.

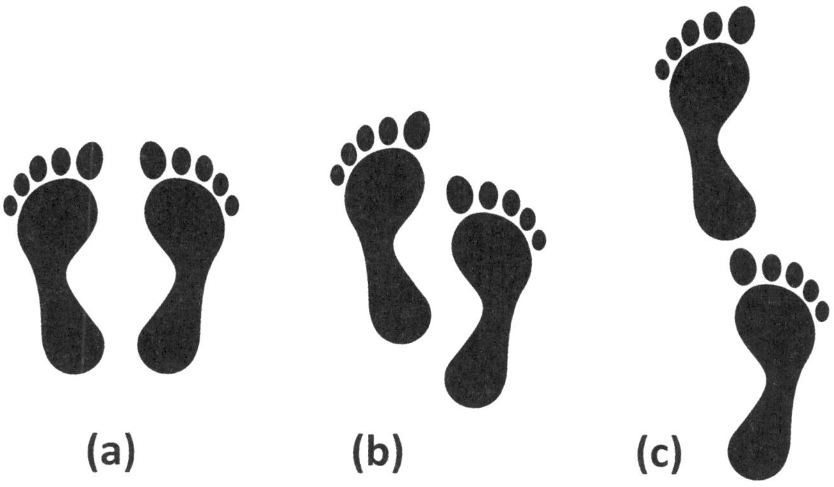

Abb. 4: Standpositionen
Quelle: Shutterstock (4zevar)

- Führen Sie nun reihum eine Wortfolge aus Doppelwörtern weiter. Dabei bildet das letzte Wort des ersten Doppelwortes den Anfang des nächsten Doppelwortes:

Beispiel: Doppelhaus – Hausmeister – Meisterhand – Handball – Ballsport – Sportschau – usw.

- Werfen Sie sich dann dabei einen Ball zu. Wer den Ball hat, nennt das nächste Doppelwort, bevor der Ball weitergeworfen wird.

Würfel-Wurfspiel

Benötigtes Material: 1 Würfel in Ballgröße

- Stellen Sie sich bequem hin.
- Werfen Sie den Würfel einander zu.
- Sobald Sie den Würfel fangen, ziehen Sie die obere Augenzahl des Würfels von 100 ab.
- Die jeweils nachfolgend Fangenden ziehen die Augenzahl von der vorherigen Zahl ab.
- Das Spiel endet, wenn Sie 0 erreichen.

Wurf-Denkspiel

Benötigtes Material: verschiedenfarbige Bälle bzw. mit Kirschkernen oder Sand gefüllte Säckchen (lassen sich leichter fangen und rollen nicht weg), Balance Pads (oder falls nicht vorhanden: ein Kissen)

- Stellen Sie sich im Kreis auf (oder wenn Sie zu zweit sind: Stellen Sie sich gegenüber auf)
- Stellen Sie sich auf das Balance Pad, falls es Ihr Gleichgewicht zulässt. Sie können je nach Schwierigkeitsgrad entweder die Beine (a) nebeneinander im geschlossenen Stand, (b) im Semi-Tandem-Stand oder (c) voreinander im Tandem-Stand aufstellen (s. Abb. 4). Falls Sie auf dem Balance Pad kein Gleichgewicht halten können, stellen Sie sich in Position (a), (b) oder (c) auf den Boden. Falls Sie zu Hause kein Balance Pad haben, können Sie sich auch auf ein Kissen stellen.

- Werfen Sie sich gegenseitig Bälle bzw. gefüllte Säckchen zu. Starten Sie zunächst mit einem Ball bzw. Säckchen und steigern Sie die Anzahl nach und nach, bis schließlich vier verschiedene Farben im Spiel sind. Bei jeder Farbe führen Sie vor dem Weiterwerfen eine definierte Aufgabe aus:
  - Rot: Nennen Sie dabei ein Wort mit A.
  - Blau: Führen Sie den Ball bzw. das Säckchen einmal um die Hüfte.
  - Grün: Nennen Sie ein Kleidungsstück.
  - Gelb: Führen Sie den Ball bzw. das Säckchen einmal über den Kopf.

  Alternative:
  - Roter Ball: Nennen Sie dabei ein Wort mit S.
  - Blauer Ball: Führen Sie den Ball einmal um die Hüfte.
  - Grüner Ball: Nennen Sie eine Stadt.
  - Gelber Ball: Führen Sie den Ball einmal um ein Bein herum.

Anmerkung: Der Effekt dieser Übung ist in einer Gruppe größer, da dann mehrere farbige Bälle gleichzeitig ins Spiel gebracht werden können.

Ball-Tuch-Wurfspiel

Benötigtes Material: 1 Ball und 1 Tuch je Person

- Stellen Sie sich bequem hin.
- Werfen Sie Ball und Tuch gleichzeitig hoch. Fangen Sie beides wieder auf.
- Sobald Sie ein Gefühl dafür haben, wie unterschiedlich Ball und Tuch fallen, versuchen Sie Ball und Tuch so versetzt hochzuwerfen, dass Sie beide gleichzeitig auffangen.
- Partnerübung: Werfen Sie sich mit Ihrer Partnerin bzw. Ihrem Partner gegenseitig den Ball zu. Werfen Sie parallel dazu das Tuch hoch und fangen Sie es ebenfalls auf.

- Steigerung der Schwierigkeit: Zählen Sie dabei von 100 in 7-er Schritten rückwärts.

Uhren-Übung

Benötigtes Material: keines

- Stellen Sie sich im Kreis auf (oder wenn Sie zu zweit sind: Stellen Sie sich gegenüber auf)
- Achten Sie darauf, dass Sie bei den Schritten immer eine Gewichtsverlagerung auf das entsprechende Bein und wieder zurück machen.
- Stellen Sie sich vor, Sie stehen auf dem Mittelpunkt einer Uhr. Vor Ihnen ist die Uhrzeit 12, rechts die 3, hinten die 6 und links die 9.
- Machen Sie mit dem rechten Bein einen Schritt auf die 12 und danach zurück zur Mitte, auf die 3, zurück zur Mitte und die 6 und zurück zur Mitte.
- Machen Sie mit dem rechten Bein entsprechend der Kommandos Ihrer Partnerin bzw. Ihres Partners die Schritte auf die 12, auf die 3 und die 6 wie oben, z. B. 12, 6, 3, 6, 12 usw.
- Machen Sie mit dem linken Bein einen Schritt auf die 12 und danach zurück zur Mitte, auf die 9 und zurück zur Mitte und die 6 und zurück zur Mitte.
- Machen Sie mit dem linken Bein nach dem vorgegebenen Kommando Ihrer Partnerin bzw. Ihres Partners Schritte auf die 12, auf die 9 und die 6 wie oben beschrieben.
- Ihr Partner gibt Ihnen nun Kommandos für das Bein und die Uhrzeit: mit links auf die 6, mit rechts auf die 12, mit rechts auf die 3 usw.
- Erweitern Sie die Übung mit den Schritten nach dem obigen Schema nun für die restlichen Uhrzeiten
  - Für das rechte Bein gehen die Schritte nun auch auf die Uhrzeiten 1, 2, 4 und 5.
  - Für das linke Bein gehen die Schritte nun auch auf die Uhrzeiten 11, 10, 8 und 7.

- Als letzte Steigerung erweitern Sie die Schritte mit dem rechten Bein auf die linke Seite des Ziffernblatts und mit dem linken Bein auf die rechte Seite des Ziffernblatts. Das heißt:
  - mit dem rechten Bein auch auf die Uhrzeiten 10 und 11 (Kreuzschritt nach links vorne) oder auf die 7 und 8 (Kreuzschritt nach links hinten – größte Herausforderung!)
  - mit dem linken Bein auch auf die Uhrzeiten 1 und 2 (Kreuzschritt nach rechts vorne) oder auf die 4 und 5 (Kreuzschritt nach rechts hinten – größte Herausforderung!)

- Auch diese Übung kann auf die Kommandos einer Partnerin bzw. eines Partners durchgeführt werden
  - erst nur für das rechte Bein
  - dann nur für das linke Bein
  - für rechtes und linkes Bein, beliebig im Wechsel

Mein Hut, mein Stock, mein Regenschirm

Sie gehen durch den Raum oder marschieren auf der Stelle. Alle zusammen sagen den bekannten Reim aus Kindertagen auf und machen die entsprechenden Bewegungen dazu.

Und eins und zwei und drei und vier.	Gehen oder marschieren auf der Stelle,
Mein Hut	zusätzlich mit den Händen ein Dreieck auf dem Kopf bilden,
mein Stock,	einen imaginären Stock halten,
mein Regenschirm.	einen imaginären Schirm öffnen.
Und vorwärts,	Stehen bleiben und einen Schritt nach vorne machen,
rückwärts,	nach hinten,
seitwärts.	zur Seite
ran.	und dann das Bein wieder neben das andere stellen.

Anmerkung: Sie beginnen gemeinsam mit dem rechten Bein und machen mehrere Durchgänge mit diesem. Dann das Gleiche mit Beginn mit dem linken Bein, anschließend einmal mit rechts, einmal mit links – mehrmals im Wechsel.

Individueller, das sicherere Standbein berücksichtigend, ist die Variante, dass jede Person mit dem Bein beginnt, das intuitiv für den ersten Schritt genommen wird = dominantes Bein. Dann die Übung mit dem nicht dominanten Bein, dann wieder im Wechsel durchführen.

Auf diese Art ist die Übung für das Gleichgewicht einfach und könnte somit vom Schwierigkeitsgrad her sogar die leichteste Übung sein.

Steigerungsmöglichkeit für das Gleichgewicht

An bestimmten Stellen des Verses wird zusätzlich der Kopf in verschiedene Richtungen mitbewegt. Hierbei kann Schritt für Schritt gesteigert werden und immer eine weitere Bewegungsrichtung des Kopfes hinzugenommen werden. Am leichtesten ist es, den Kopf nach unten zu bewegen, am schwierigsten nach oben. Die größte Herausforderung ist, dabei die Augen zu schließen.

Es ist darauf zu achten, dass der Kopf nur so oft mitbewegt wird, dass Sie noch gut im Gleichgewicht bleiben können!

Mein Hut	Blick nach oben zur Decke
mein Stock,	Blick nach unten zum Boden
mein Regenschirm.	Blick nach oben zur Decke
Und vorwärts,	Blick nach oben zur Decke
rückwärts,	Blick nach unten zum Boden
seitwärts.	Blick zur Seite
ran.	Blick wieder geradeaus.

Zusatz für die Übungen im Stehen

Für alle Übungen gibt es auch die Möglichkeit, dass Sie auf einem Stuhl sitzen. Auf diesem kann zusätzliche ein Ballonkissen liegen. Eine Steigerung für das Gleichgewicht ist auch unter den Füßen ein Ballonkissen.

Denkaufgaben

Weitere Übungen für die Kognition, die mit Motorikübungen gekoppelt werden können:

- Benennen der Wochentage
- Benennen von Küchengegenständen
- Benennen von Koch- und Backzutaten
- Aufsagen eines Gedichtes
- Singen eines Volkliedes
- Benennen von Gegenständen in einer Werkstatt
- Rechenaufgaben von leicht nach schwer
  - In 2er-Schritten oder anderen kleinen Schritten addieren
  - In 3er-Schritten oder anderen kleinen Schritten von 100 rückwärts rechnen

Anmerkung: Generell sollten Worte zu biographiebezogenen Themen gewählt werden

Musik

Bei der Auswahl von Musikstücken ist darauf zu achten, dass

- die Titel den biographischen Hintergrund und die Vorlieben berücksichtigen.
- das Tempo der Lieder so gewählt wird, dass Sie gut dazu gehen können. Empfohlenes Schritttempo sind 80-100 Schritte pro Minute, das entspricht 80-100 bpm (Beats per Minute).
- Bei Übungen mit Gewichtsverlagerung (z. B. Uhrenübung) eignen sich Lieder mit einem ¾-Takt, wie zum Beispiel „Que sera“ oder bekannte Schunkellieder.

Eigenübungen für zuhause

Dual-Task beim Zähneputzen

Nehmen Sie während des Zähneputzens unterschiedliche Schrittstellungen ein, so dass Sie sicher stehen können (s. auch Abb. 4):

a) geschlossener Stand
b) Semi-Tandem-Stand
c) Tandemstand
d) Stehen auf einem Kissen oder Balance Pad

Wurfübungen

Die Wurfübungen in Einzel- und Partnerarbeit, die bereits in den Sitzungen durchgeführt wurden, können zu Hause auch mit Angehörigen zusammen gemacht werden.

Empfehlung: einmal pro Tag für ca. fünf Minuten.

4 Begleitende kognitive Stimulation und kognitives Training

Alexandra Wuttke, Armin Scheurich, Katharina Geschke, Andreas Fellgiebel

4.1 Einleitung

Die kognitiven Symptome, also die kognitiven Einbußen, stellen das Kernmerkmal demenzieller Entwicklungen dar. Sie bestimmen das Bild auch in der Alltagswahrnehmung. Gleichzeitig gehören die kognitive Stimulation und das kognitive Training zu den wenigen Interventionen, deren Wirksamkeit bei demenziellen Entwicklungen in Studien empirische Unterstützung erfährt. Überdies kann den Menschen mit demenzieller Entwicklung mit Hilfe der kognitiven Stimulation und des kognitiven Trainings gezeigt werden, dass viele kognitive Ressourcen durchschnittlich und alltagstauglich sind.

Daher ist kognitive Stimulation und kognitives Training wichtiger begleitender Bestandteil der Gruppenpsychotherapie, um gezielt Kognition zu fördern und zu erhalten und den Menschen mit demenzieller Entwicklung Erfolgserlebnisse zu vermitteln. Es handelt sich um ein niederschwelliges Angebot mit einfachen Trainingsprogrammen. Die hohe Prävalenz der Symptomatik lässt es utopisch erscheinen, alle Menschen mit demenzieller Entwicklung in individueller neuropsychologischer Therapie zu behandeln. Die Gruppentherapie soll genutzt werden, um in diesem frühen Zeitfenster den günstigen Einfluss der kognitiven Stimulation und des kognitiven Trainings vielen Menschen zugänglich zu machen. Natürlich wird auf die fachlich ausgereiften neuropsychologischen Therapiebausteine zum Beispiel im Manual von Finauer et al. (2019) hingewiesen.

4.2 Rational und Ausgangslage

„Die Diagnose Demenz ist für viele allerdings das „Todesurteil-Verblödung“, sehr hart und solange man noch „bei Sinnen ist“ schlimmer als Krebs, denn bei Krebs behalte ich bis zum Schluss noch meine Würde und Persönlichkeit. Bei der Demenz wird sie stufenweise ausgelöscht. Zum Schluss ist man ein lebendes Stück Fleisch, traurig und sehr hart. Ich habe es im Bekanntenkreis so schmerzlich erlebt.“ (Leserkommentar Zeit online, 2016)

Die wiedergegebene Meinung ist natürlich keineswegs repräsentativ für die öffentliche Meinung und Wahrnehmung. Im Gegenteil haben sich durch die intensive öffentliche Berichterstattung über betroffene Prominente und die einfühlsame Darstellung der Demenz in Spielfilmen die öffentliche Wahrnehmung und das öffentliche Verständnis deutlich gebessert.

Dennoch ist die Demenz eine der Erkrankungen, kurz nach den Krebserkrankungen, vor denen die meisten Menschen große Angst haben.

Deswegen ist die Diagnose demenzielle Entwicklung eine Katastrophe für viele Betroffenen und die Angehörigen. Sie werden im Alltag durch die Gedächtnisdefizite und die sich einstellenden Fehlleistungen mehrmals am Tag direkt mit dem kognitiven Abbau konfrontiert. Als Ergebnis kommen viele Menschen mit demenzieller Entwicklung zu dem falschen Schluss, dass sie zu nichts mehr nütze seien und nur noch dem Abbau entgegensehen könnten.

Bei der kognitiven Stimulation und im kognitiven Training werden die kognitiven Funktionen, Gedächtnis, Aufmerksamkeit, Denkvermögen und Sprache gezielt aktiviert bzw. benutzt. Damit werden in betroffenen Bereichen zwar auch Leistungseinschränkungen sichtbar, gleichzeitig ist es jedoch möglich, dem oben beschriebenen Vorurteil gezielt entgegenzutreten. Durch die Aktivierung der kognitiven Funktionen können den Menschen mit demenzieller Entwicklung und den Angehörigen die vielen verbliebenen und alltagstauglichen kognitiven Funktionen wie Wahrnehmung, Aufmerksamkeit, Sprache etc. aufgezeigt werden. Das kognitive Training und die kognitive Stimulation ermöglichen es also, neben dem eigentlichen therapeutischen Effekt, dem Erhalt der kognitiven Leistungsfähigkeit, der Demoralisierung der Menschen mit demenzieller Entwicklung und deren Angehörigen entgegen zu treten. In der Krankheitsverarbeitung ist auch die Widerspiegelung der eigenen Symptomatik durch die Wahrnehmung und die Reaktionen der Familie, der Freundinnen und Freunde und Bekannte bedeutsam. Diese nehmen durch ihr Verhalten Einfluss auf die Selbstsicht der Menschen mit demenzieller Entwicklung. In der Therapiegruppe können durch kognitive Stimulation und kognitives Training sowohl die eigene Wahrnehmung der Defizite bearbeitet werden, als auch die Reaktionen der anderen Teilnehmenden auf die Defizite monitoriert werden.

Wie bedeutsam die Wahrnehmung und psychologische Verarbeitung der kognitiven Einschränkungen für die Menschen mit demenzieller Entwicklung ist, soll das folgende Beispiel verdeutlichen.

Beispiel
Frau M. mit leichter Demenz musste wegen eines Routineeingriffs für ein paar Tage stationär ins Krankenhaus. Leider konnte kein Angehöriger sie begleiten. Frau M. wurde durch die Umgebung extrem verunsichert. Sie wusste nach geraumer Zeit nicht mehr, wo sie war. Sie wusste nicht mehr, warum sie da war. Und sie wusste nicht, wie lange sie bleiben musste. Sie konnte sich in dem großen Gebäude nicht orientieren. Sie konnte sich das Personal nicht merken und sie wusste sogar nicht, wo sie auf die Toilette gehen konnte. Nach drei Tagen war sie demoralisiert. Sie fühlte sich und war auch nach außen sichtbar hilflos. Die betreuenden Ärztinnen und Ärzte kamen zu dem Schluss, dass Frau M. auf jeden Fall in einem Heim versorgt werden müsse. Es sei unverantwortlich, sie mit dieser schlechten kognitiven Leistungsfähigkeit wieder nach Hause zu entlassen. Die Angehörigen von Frau M. meldeten sich bei mir, dem behandelnden Neuropsychologen, und fragten nach, ob denn eine ambulante neuropsychologische Betreuung wie zuvor weiterhin möglich sein könnte. Dann wurde versucht, ob sich Frau M. in ihrer gewohnten Umgebung wieder stabilisierte. Aus dem Altgedächtnis waren ihr der Grundriss der Wohnung und die Ordnung in Küche, Wohnzimmer und Bad komplett präsent. Auch in ihrem Wohnviertel kannte sie sich gut aus. Nach einer kurzen psychologischen Hilfe durch Angehörige (Anwesenheit zu Beginn) konnte sie wieder selbstständig leben und ambulante neuropsychologische Termine wahrnehmen. Wie

in einem Brennglas wird durch diesen Fall deutlich, dass die Wahrnehmung und der Umgang mit den kognitiven Defiziten für die Teilhabe der Menschen mit demenzieller Entwicklung entscheidend sind. Ähnliche Zusammenhänge kann man erkennen, wenn die Menschen mit demenzieller Entwicklung bei Routine-Kontrollterminen mit Screening-Testverfahren wie mit dem MMST oder dem DemTect überprüft werden. Das mögliche Versagen, zum Beispiel in den enthaltenen Gedächtnistests, setzt den Menschen mit demenzieller Entwicklung sehr zu. Auch hier kann man ablesen, wie bedeutend die Wahrnehmung der kognitiven Defizite für die Menschen mit demenzieller Entwicklung ist.

4.3 Welche Bedeutung haben Leistungsrückmeldungen für das kognitive Training und die kognitive Stimulation?

Die Auswirkungen dieser sehr bedeutsamen impliziten Leistungsrückmeldung in der kognitiven Stimulation und im kognitiven Training kann vermutlich auch den langjährig beschriebenen Unterschied in der Wirksamkeit von Stimulation und Training erklären. Denn bislang liegen überwiegend positive Befunde zur kognitiven Stimulation, weniger aber zum kognitiven Training vor.

In den Leitlinien Demenz wurde 2016 konstatiert: „Zusammenfassend ist in der jüngeren Zeit deutlich geworden, dass die kognitive Stimulation positive Effekte auf Kognition und weitere Endpunkte zeigt, wohingegen dies für kognitives Training bzw. kognitive Rehabilitation nicht zutrifft." (S3-Leitlinien Demenzen der DGPPN und DGN, 2016, S. 87).

Zur besseren Einordnung werden die Definitionen (frei übersetzt nach Woods et al., 2023) der Interventionen dargestellt:

Kognitive Stimulation ist eine Form der „mentalen Aktivität oder Übung", die speziell entwickelt wurde, um Menschen mit Demenz zu helfen. Es umfasst eine breite Palette von Aktivitäten, die darauf abzielen, das Denken und das Gedächtnis im Allgemeinen anzuregen, darunter Diskussionen über vergangene und gegenwärtige Ereignisse und interessante Themen, Wortspiele, Rätsel, Musik und kreative praktische Aktivitäten.

Kognitives Training ist definiert als angeleitetes Üben einer Reihe von Standardaufgaben, die bestimmte kognitive Funktionen widerspiegeln sollen. Innerhalb des Standardsatzes von Aufgaben ist eine Reihe von Schwierigkeitsgraden verfügbar, um den Fähigkeiten des Menschen mit demenzieller Entwicklung gerecht zu werden. Es kann in Einzel- oder Gruppensitzungen angeboten werden, mit Stift und Papier oder computergestützten Übungen.

Die kognitive Stimulation stellt also so niedrige Anforderungen an die kognitiven Funktionen, dass eine empfindliche Leistungsrückmeldung und die Konfrontation mit Leistungsdefiziten weitgehend ausbleiben. Im kognitiven Training wird hingegen an anspruchsvolleren kognitiven Fähigkeiten gearbeitet. Dadurch ist beim kognitiven Training die Wahrscheinlichkeit für schmerzhafte Leistungsrückmeldungen höher.

Durch diesen systematischen Unterschied kann die oftmals beobachtete schlechtere empirische Unterstützung für kognitives Training erklärt werden. Auf andere Weise ist der Unterschied zwischen einerseits kognitiver Stimulation und andererseits kognitivem Training nicht gut zu interpretieren. Alle Verfahren bewirken eine Aktivierung des Gehirns. Warum sollte die intensivere Aktivierung des Trainings weniger wirksam sein als die auf einfacheren, softeren Anregungen beruhende kognitive Stimulation? Es ist darauf hinzuweisen, dass in einer neueren Metaanalyse auch für das kognitive Training empirische Unterstützung gefunden wurde. Am Ende der Behandlung zeigten sich kleine bis moderate Effekte auf die globale Kognition und die verbale semantische Flüssigkeit. Diese Verbesserungen schienen sich auch mittelfristig zu halten (Bahar-Fuchs et al., 2019).

Bei milden bis moderaten Gedächtnisdefiziten ist auch gemäß der Leitlinie „Diagnostik und Therapie von Gedächtnisstörungen bei neurologischen Erkrankungen" Gedächtnistraining sinnvoll (Thöne-Otto et al., 2020). Nur bei gravierenden Gedächtnisdefiziten, wenn beim Abruf nach einem Intervall keine oder kaum eine Behaltensleistung nachweisbar ist, ist Gedächtnistraining nicht indiziert.

4.4 Was ist bei der Umsetzung von kognitivem Training zu beachten?

Wie in den oben dargestellten Definitionen beschrieben, muss sich kognitives Training am Leistungsvermögen des Menschen mit demenzieller Entwicklung orientieren. In der Regel ist das Gedächtnis von Leistungsminderungen betroffen. Die Berücksichtigung der individuellen Leistungsfähigkeit der Menschen mit demenzieller Entwicklung, die gezielte Anleitung sowie die Nutzung von elaborierter Enkodierung und Gedächtnistechniken reduzieren das Risiko negativer Leistungsrückmeldung. Enkodierungstechniken und die Gedächtnistechniken der bildhaften Vorstellung und der Geschichtentechnik sind in Finauer et al. (2019) ausführlich beschrieben. Es werden Arbeitsblätter für die Trainierenden zur Verfügung gestellt. Durch den Einsatz anspruchsvollerer Trainingsverfahren im Verlauf kann die implizite Leistungsrückmeldung jedoch auch sehr produktiv für die Menschen mit demenzieller Entwicklung genutzt werden.

Falls im konkreten Fall eine oder mehrere andere kognitive Leistungsminderungen (Aufmerksamkeit, Denkvermögen, Problemlösen oder sprachliche Defizite) im Fokus stehen, sind für diese Bereiche negative Leistungsrückmeldungen gefährlich für die Trainierenden. Dann muss für diese Leistungsbereiche ein niedrigeres Anspruchsniveau gefunden werden und es sollen alle Hilfsmittel genutzt werden, um Erfolgserlebnisse möglich zu machen.

Ist den Therapeutinnen und Therapeuten das kognitive Leistungsbild eines Menschen mit demenzieller Entwicklung bekannt, zum Beispiel durch eine vorangegangene neuropsychologische Untersuchung, können gezielt Aufgaben ausgewählt werden, die die Menschen mit demenzieller Entwicklung gut bewältigen können. Aber auch ohne Voruntersuchung können unschwer beim klassischen Störungsbild mit Defiziten im Einspeichern und Abrufen neuer Informationen (Langzeitgedächtnis) und in komplexeren Aufmerksamkeitsfunktionen viele Aufgaben identifiziert werden, die die Menschen mit demenzieller Entwicklung bewältigen können. Damit kann gezielt der negativen Wahrnehmung der Menschen mit demenzieller Entwicklung entgegengearbeitet werden. Das Selbstvertrauen der Menschen mit demenzieller Entwicklung kann so direkt im Kernbereich der Demenz, also der Kognition, gestärkt werden. Das heißt, es sollte nicht nur auf die defizitären Leistungsbereiche eingegangen werden. Es sollten zu mindestens 50 % Übungen erfolgen, die den Menschen mit demenzieller Entwicklung gut gelingen und diese gezielt aufbauen.

Dieser Effekt der Förderung des Selbstbewusstseins sollte zudem theoretisch vorbereitet und begleitet werden. Zu Beginn der demenziellen Entwicklung bestehen leichte kognitive Störungen oder eine leichtgradige Demenz. Das bedeutet, dass neben den oben schon beschriebenen typischen Defiziten im Einspeichern und Abrufen neuer Informationen und komplexen Aufmerksamkeitsfunktionen die meisten anderen kognitiven Funktionen intakt und alltagstauglich sind. Diese Zusammenhänge können, deutlich vereinfacht, an einem Schema für die Gedächtnisfunktionen veranschaulicht werden.

4.5 Hintergrund zu Gedächtnisfunktionen

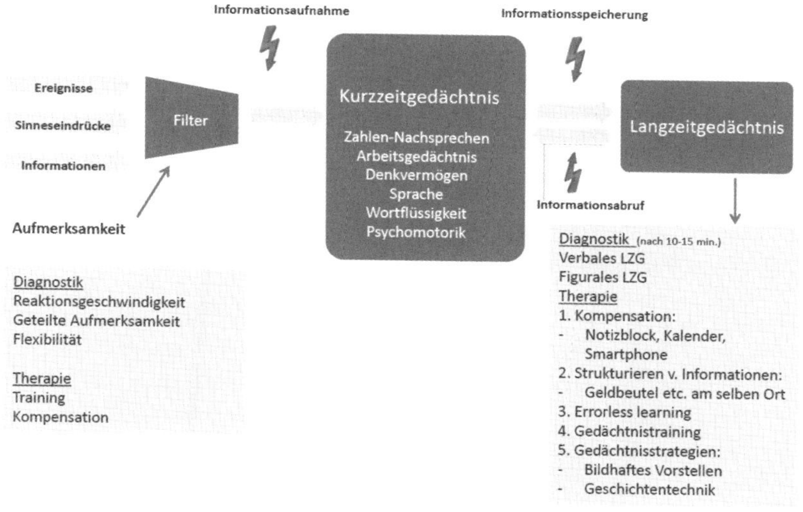

Abb. 5: Gedächtnisschema nach Finauer (2019)
LZG = Langzeitgedächtnis
Quelle: Finauer (2019)

Damit Informationen überhaupt dem Gedächtnis zugänglich gemacht werden können, müssen sie mit den Sinnesorganen aufgenommen werden. Die Sinnesorgane sind sehr leistungsfähig. Deshalb können nicht alle zu einem Zeitpunkt wahrgenommenen Informationen gleichzeitig bewusst im Kurzzeitgedächtnis präsent sein. Es muss eine Auswahl getroffen werden. Es werden unbewusst Filter eingesetzt, die auch mit Hilfe der bewussten Steuerung der Aufmerksamkeit, die Wahrnehmung auf die aktuell relevanten Reize fokussieren. An der Stelle kann schon darauf hingewiesen werden, dass die visuelle, auditive etc. Wahrnehmung in der Regel bei den Menschen mit demenzieller Entwicklung intakt ist. Ebenso sind die grundsätzlichen Aufmerksamkeitsfunktionen nicht beeinträchtigt, die die Fokussierung der aufgenommenen Informationen unterstützen.

Auf der nächsten Stufe werden die Informationen im Kurzzeitgedächtnis gehalten. In vielen Studien wurde nachgewiesen, dass das Kurzzeitgedächtnis etwa eine Kapazität von 7 ± 2 Einheiten umfasst. Diese Kapazität wird mit Aufgaben zum Nachsprechen von Zahlenkolonnen überprüft. Auch diese Funktion ist in der Regel erhalten. Diese Funktion ist jedoch von zentraler Bedeutung, weil ein intaktes Kurzzeitgedächtnis die weiteren kognitiven Funktionen ermöglicht. Informationen müssen kurzfristig behalten werden können, damit über diese Inhalte nachgedacht werden kann, damit sie mit Informationen aus dem Gedächtnis abgeglichen werden können, damit die Informationen versprachlicht werden können oder damit motorische Reaktionen eingeleitet werden können.

An dieser Stelle kann den Menschen mit demenzieller Entwicklung und den Angehörigen verdeutlicht werden, dass diese zentrale Funktionsschiene in der Regel erhalten ist. Die Menschen mit demenzieller Entwicklung können zum Beispiel sprachliche Informationen aufnehmen, sie können die Informationen kurz halten, darüber nachdenken, Antworten formulieren und somit an Unterhaltungen und am Leben teilnehmen.

Schließlich erfolgt die Eintragung der Informationen ins verbale und figurale Langzeitgedächtnis. An dieser Stelle macht es Sinn, auf den alltagssprachlichen Gebrauch des Begriffes Kurzzeitgedächtnis einzugehen. In der Alltagssprache bedeutet Kurzzeitgedächtnis in der Regel die Erinnerung an kürzlich zurückliegende Ereignisse. Also, wenn wir uns an das Frühstück, an gestern Abend oder die Veranstaltung letzte Woche erinnern. Wissenschaftlich umfasst Kurzzeitgedächtnis jedoch nur die aktuell präsente Information. Wurde nachfolgend eine andere Information aufgenommen, kommt alles, was zuvor im Kurzzeitgedächtnis war, bereits aus dem Langzeitgedächtnis, wenn sie wieder abgerufen wird. Hier gibt es bei den meisten Erkrankungen einen deutlichen Unterschied zwischen mühelos erinnerbaren Inhalten aus dem Altgedächtnis – mehrere Jahre zurückliegend – und den aktuell aufgenommenen neuen Informationen. Die demenzielle Entwicklung führt zu einer Verschlechterung des aktuellen Einspeicherns und Abrufens neuer Informationen. Das führt zu den Schwierigkeiten, Informationen von heute, gestern oder letzter Woche abzurufen. Die

Folge sind die bekannten Fehlleistungen im Alltag, die die Menschen mit demenzieller Entwicklung und Angehörige so belasten können.

Auch an dieser Stelle sollte also wieder eine Relativierung der demenzbedingten kognitiven Defizite erfolgen. Weite Bereiche des persönlichen Gedächtnisses (Altgedächtnis) sind vollständig erhalten und können im Austausch mit anderen problemlos genutzt werden.

Durch diese zusammenfassende Darstellung der Hirnfunktionen kann also aufgezeigt werden, dass bei leichter kognitiver Störung bzw. leichtgradiger Demenz über 80 % der kognitiven Funktionen nahezu unbeeinträchtigt und alltagstauglich sind. Diese Aufklärung ist für die Menschen mit demenzieller Entwicklung und die Angehörigen in der Regel sehr entlastend. Es können gezielt die Chancen der Teilhabe beschrieben und begründet werden – und es kann gezielt auf die Defizite eingegangen werden. Viele Menschen mit demenzieller Entwicklung und deren Angehörige melden zurück, dass die verwirrenden und oft widersprüchlichen Alltagsbeobachtungen über erhaltene Leistungen und die täglich aufscheinenden Funktionseinbußen nun erstmals verstanden werden könnten.

4.6 Ableitung von kognitiver Stimulation und kognitivem Training für die Gruppensitzungen

Aufbauend auf den dargestellten Funktionen im Schema werden nun auch die Interventionen zugeordnet. Bei Aufmerksamkeitsdefiziten kann durch spezifisches Training der eingeschränkten Funktion die Leistungsfähigkeit verbessert werden. Zusätzlich können auch Tipps zur Kompensation und Aufrechterhaltung der Konzentration gegeben werden (Pausen, Nachfragen, Beseitigung von Störquellen). Für das Langzeitgedächtnis sind Kompensationsstrategien häufig noch bedeutender (s. Kapitel 5.3).

Das Gedächtnistraining muss unbedingt unter der Berücksichtigung des individuell angepassten Schwierigkeitsgrades und mit einem Monitoring der Schwierigkeit erfolgen. Hier ist grundsätzlich zu beachten, dass Aufgaben zum Wiedererkennen erlernter Information mit relativ kurzer Behaltenszeit einfacher sind. Aufgaben zur Wiedergabe erlernter Information mit längerer Behaltenszeit sind deutlich schwieriger. Bei der Anwendung beider Aufgabentypen sollten die Prinzipien der elaborierten Enkodierung und zusätzlich Gedächtnistechniken angewendet und eingeübt werden.

Sollen zum Beispiel Personen bzw. Gesichter behalten und später aus einem Pool von Gesichtern wiedererkannt werden, kann man die Schwierigkeit der Aufgabe deutlich verringern, indem man jede präsentierte Person durch den Menschen mit demenzieller Entwicklung ausführlich beschreiben lässt und sie damit ausführlich eingespeichert wird. Je treffender und detaillierter die Person beschrieben wurde (Geschlecht, Alter, Haarfarbe und -länge, Statur, Kleidung, möglicher

Beruf oder eventuell eine Erinnerung an bzw. Ähnlichkeit mit einem Bekannten) desto mehr Abruf- bzw. Wiedererkennensreize stehen für das Gedächtnis zur Verfügung. Die Aufgabe wird dadurch leichter. Die Wahrscheinlichkeit für einen Erfolg wird höher und somit die Wahrscheinlichkeit für eine schmerzhafte, negative Leistungsrückmeldung geringer. Dadurch können den Menschen mit demenzieller Entwicklung sogar im Problembereich Gedächtnis Erfolgserlebnisse ermöglicht werden.

Zusammenfassend kann das kognitive Training so wie beschrieben angewandt also Erfolgserlebnisse vermitteln und das Selbstbewusstsein der Menschen mit demenzieller Entwicklung stärken. Für viele Menschen mit demenzieller Entwicklung stellt es eine sinnvolle und positive Aktivität dar. Mit guter empirischer Unterstützung durch die Metaanalyse von Bahar-Fuchs et al. (2019) kann auch darauf hingewiesen werden, dass kognitives Training die Stimmung und das Wohlbefinden der Angehörigen deutlich verbessert.

Errorless learning (fehlerfreies Lernen) ist dagegen sowohl bei moderaten als auch bei schweren Gedächtnisstörungen einsetzbar. Dabei liegt das Ziel darin, beim Abruf so gut wie möglich das Auftreten von Fehlern zu verhindern. Beim Erwerb einer neuen Funktion bzw. App auf dem Smartphone macht die Therapeutin bzw. der Therapeut zum Beispiel die 10 neuen Bedienungsschritte vor und fragt, ob die Reihenfolge nachvollzogen werden konnte. Wenn die Sequenz eingängig scheint, gibt die Therapeutin bzw. der Therapeut die Schritte 1 bis 9 vor. Der Mensch mit demenzieller Entwicklung führt Schritt 10 aus. Bei Erfolg übernimmt der Mensch mit demenzieller Entwicklung im nächsten Durchgang die Schritte 9 und 10 – und nachfolgend 8, 9 und 10 usw. Die neue Funktion soll so erworben werden, ohne dass jemals ein Fehler aufgetreten ist, da die Fehler den Erwerb und die Wiedergabe der Information stören. „Um das Auftreten von Fehlern zu vermeiden, werden entweder sehr kurze Abrufintervalle gewählt oder die gesuchten Informationen sollen unmittelbar wiederholt werden. Im Gegensatz dazu gehört zu einer Gedächtnisübung normalerweise essenziell dazu, die relevante Information auch längerfristig zu behalten." Thöne-Otto et al. (2020).

Die kognitive Stimulation und das kognitive Training haben also gemäß der Meta-Analysen positive Auswirkungen auf die kognitive Leistungsfähigkeit. Es zeigen sich aber auch positive Effekte auf die Kommunikation, die Lebensqualität und im Fall des kognitiven Trainings konnte auch ein Effekt auf die Stimmung und das Wohlbefinden der Angehörigen nachgewiesen werden.

Deswegen sollten diese wichtigen Interventionen in die Gruppentherapie integriert werden.

Als Standard sollten in den Therapiesitzungen Übungen zur kognitiven Stimulation und, wenn möglich, wenn es die Gruppe toleriert, komplexere Papier-Bleistift-Übungen als Einheiten kognitiven Trainings eingesetzt werden. Wenn kognitives Training möglich ist und von allen absolviert werden kann, wird auf die einfachen Aufgaben der kognitiven Stimulation verzichtet. Die Gruppenleitung stellt Übungen aus den angegebenen Therapiematerialien für die Einführungssitzung und in geringerem Umfang für die folgenden Therapiesitzungen zusammen. Damit die Stimulation und das Training ihre nachgewiesene Wirksamkeit entfalten, muss auch zwischen den Therapiesitzungen zwei- bis dreimal pro Woche für 30 bis 45 Minuten geübt bzw. trainiert werden. Auch hierfür werden den Teilnehmenden Materialien für das Training zu Hause zugänglich gemacht oder ausgehändigt.

Die Stimulation und insbesondere ein an die Leistungsfähigkeit der Teilnehmenden angepasstes Training bedeutet also organisatorischen Aufwand in der Zusammenstellung der Therapiematerialien – und die Bereitstellung vieler Papiervorlagen.

Computerisiertes kognitives Training ist dem Papier-Bleistift-Training überlegen. Die Computerprogramme passen sich individuell an das Leistungsniveau an. Eine Leistung, die die Gruppenleitung mit Papier-Bleistift-Übungen für alle unterschiedlichen Teilnehmenden individuell erbringen muss. Die Computerübungen können dauerhaft und wiederholt eingesetzt werden, ohne an Attraktivität zu verlieren. Bei Papier-Bleistift-Übungen kann es bei mehreren Trainingseinheiten pro Woche schnell zu einem Gewöhnungs- oder Sättigungseffekt kommen. Auch für ein selbständiges Weiterführen des Trainings nach Ende der Gruppentherapie kann das Computertraining einfach weitergeführt werden. Beim Papier-Bleistift-Training müssen sich die Teilnehmenden um weitere Übungsblätter bemühen.

Ein zentraler Vorteil des Computertrainings ist zudem die Freude, ein Computer-Trainingsprogramm erfolgreich bedienen zu können. Überdies wirkt die unmittelbare Rückmeldung von Erfolg durch den Computer intensiver und die Leistungsentwicklung wird grafisch aufbereitet.

Wenn möglich, sollte also das Computertraining durchgeführt werden. Die Programme können sowohl auf Smartphones, Tablets, Laptops oder PCs angewendet werden. Das Projekt MS Kognition ist niederschwellig und kostenfrei als Browser-Webseite oder App auf allen Geräten einsetzbar.

Freshminder kann kostengünstig auf den Computern als Download oder mit CD installiert werden. Der Betrieb ist dann unabhängig vom Internet.

Da die Angehörigen in die Therapie einbezogen sind, erlernen sie den Umgang mit den Trainingsprogrammen. Sie können also den Menschen mit demenzieller Entwicklung bei auftretenden Schwierigkeiten helfen. In der Praxis hat es sich gezeigt, dass auch viele unbeeinträchtigte Angehörige gerne selbst die Trainingsprogramme für sich nutzen. Angesichts der positiven Wirkung in der Prävention neurodegenerativer Entwicklung kann auch den Angehörigen das Training empfohlen werden.

Der konkrete Leitfaden für die Integration der Stimulation bzw. des Trainings befindet sich in den Materialien zu Sitzung 3. Als Einführung und als Beispiel steht ein Videoclip über das computerisierte Training online zur Verfügung.

Zusätzlich zu der Einführungssitzung der kognitiven Stimulation und des kognitiven Trainings wird in jeder nachfolgenden Sitzung eine kurze Einheit zur kognitiven Stimulation und dem kognitiven Training integriert. Im Idealfall bringen die Dyaden zu den Sitzungen also ein Smartphone, Tablet oder Laptop mit.

Dann können alle parallel im Gruppenformat kognitives Training absolvieren. Die Gruppenleitung kann die Anwendung monitorieren. Probleme in der häuslichen Anwendung können angesprochen und in der Regel behoben werden.

Videolinks zur Demonstration eines kognitiven Trainings

Einführung von Dr. Armin Scheurich: https://youtu.be/fWAD9PwDEs0

Training Teil 1: https://youtu.be/Dox-5gxWwuQ

Training Teil 2: https://youtu.be/Px-pW-09uO4

4.7 Ressourcen zur Auswahl von Übungsaufgaben

Print-Produkte

- Aguirre E., Spector A. et al. (2018). Kognitive Stimulationstherapie: Ein evidenzbasiertes Gruppenprogramm für Menschen mit Demenz. Deutsche Übersetzung und Adaption, Hg. von K. Werheid unter Mitarbeit von B. Schaubs-Schmidt. Dortmund: Verlag Modernes Lernen.
- Buschert, V. (2017). StaKogS - Stadienspezifische kognitive Stimulation bei leichtgradiger Alzheimer-Demenz. Heidelberg: Springer.
- Finauer, G. (2019, 3. Auflage). Therapiemanuale für die neuropsychologische Rehabilitation. Kognitive und kompetenzorientiere Therapie für die Gruppen- und Einzelbehandlung. Berlin: Springer.

Online-Produkte

- Oswald und Wilhelm: SimA®-basic-PC - Gedächtnistraining und Psychomotorik. 3. überarbeitete Auflage 2021 als „freeware“ zur kostenlosen Nutzung verfügbar auf: https://www.demenzforschung-oswald.de/cd-basic/
- https://freshminder.de/Demo.htm
- https://www.dmsg.de/ms-kognition/kognitive_uebungen.html
- https://www.matheaufgaben.net/mathe-online/

5 Sitzungen

Alexandra Wuttke, Armin Scheurich, Katharina Geschke, Andreas Fellgiebel

5.1 Sitzung 1: Begrüßen und Kennenlernen

Ziel der Sitzung ist es, einen positiven Einstieg in die Gruppe zu schaffen, losgelöst von demenzbezogenen Themen und auf Augenhöhe. Die Ressourcen und Stärken aller Teilnehmenden werden lobend hervorgehoben, statt auf Fehler oder Defizite hinzuweisen. Es geht nicht darum, andere zu korrigieren, sondern darum, sie zu validieren. Alle Teilnehmenden sollen sich gleichermaßen einbringen und ihre Ressourcen aktivieren, um Erfolgserlebnisse zu schaffen.

Hinweis

Im Laufe der Gruppe werden immer wieder Handouts, Arbeitsblätter oder andere Materialien ausgeteilt. Es ist empfehlenswert, allen Teilnehmenden einen Ordner zur Verfügung zu stellen, in dem diese Materialien gesammelt werden können und nicht einzeln verloren gehen. In Klarsichthüllen können die Broschüren eingeheftet werden. Bei den Handouts und Arbeitsblättern ist stets darauf zu achten, diese vorher zu lochen.

5.1.1 Ablauf

Die Gruppenleitung begrüßt die Teilnehmenden und heißt sie herzlich willkommen. Um alle Teilnehmenden auf den gleichen Stand zu bringen, stellt sie zuerst sich und dann das Gruppenprogramm vor. Neben dem inhaltlichen Ablauf (s. Kapitel 5.1.3 – Materialien) der Sitzungen mit den psychomotorischen Übungen (ab Sitzung 2), der kognitiven Stimulation und dem kognitiven Training (ab Sitzung 3), themenbezogenen Informationsblöcken und dem Erfahrungsaustausch werden auch die Hintergründe und Indikation des angebotenen psychotherapeutischen Gruppenprogramms vorgestellt. Ferner werden zu Beginn offene Fragen geklärt und Gruppenregeln für die weitere Zusammenarbeit eingeführt. Die Gruppenregeln haben eine hohe Bedeutung dafür, allen Teilnehmenden eine positive Erfahrung in der Gruppe zu ermöglichen. Es ist unabdingbar, sich darauf zu einigen, dass in der Gruppe keine Aggression, keine Ausgrenzung sowie keine Kritik vor anderen geübt werden darf. Als Vorgehen zur Erarbeitung der Gruppenregeln bietet es sich an, zunächst Ideen der Teilnehmenden an einem Flipchart zu sammeln und diese anschließend interaktiv zu besprechen. Erfahrungsgemäß werden oft Punkte wie Schweigepflicht oder Pünktlichkeit, aber auch die Frage, ob man sich duzen oder siezen möchte, genannt. Sobald sich die Teilnehmenden auf bestimmte Regeln geeinigt haben, können die eigenen Regeln ergänzt werden (s. Kapitel 2.5). Dabei ist die Betonung – keine Aggression, keine Ausgrenzung, keine Kritik vor anderen – besonders relevant und spiegelt sich auch in den dyadischen Grundregeln, v. a. „Wir reden miteinander und nicht übereinander", wider. Hier kann die Gruppenleitung auch direkt um Verständnis bitten, dass auf diese Regel sehr häufig hingewiesen wird: Dies solle jedoch keinen Affront darstellen, sondern den Teilnehmenden lediglich signalisieren, dass sich alle – Menschen mit demenzieller Entwicklung sowie deren Angehörige – auf Augenhöhe und wertschätzend begegnen sollen. Sollten Probleme bestehen, die für Einzelne die Arbeit in der Gruppe schwierig machen, so wird dies getrennt mit der Gruppenleitung besprochen – nicht aber vor der Gruppe. Die festgesetzten sowie individuell ergänzten Regeln sollen nochmals den ressourcenorientierten Ansatz und die Zusammenarbeit aller Teilnehmenden auf Augenhöhe untermauern.

Über die Gruppenregeln hinaus wird besprochen, wie vorzugehen ist, wenn ein Mitglied der Dyade krank ist oder sogar beide an einem Termin nicht teilnehmen können. Wichtig: Wenn eine Person allein kommt, dann wird nicht über das abwesende Mitglied der Dyade gesprochen.

Nachdem die Teilnehmenden einen umfassenden Überblick darüber erhalten haben, was sie die folgenden elf Sitzungen erwartet, folgt eine Vorstellungsrunde. Diese kann durch das Einstiegsquiz „Wer ist Wer?" (s. Kapitel 5.1.3 – Materialien) spielerisch gestaltet werden. Hierzu werden die Teilnehmenden per Losverfahren einem anderen Gruppenmitglied (ausgenommen dem anderen Mitglied der eigenen Dyade) zugeordnet und bilden 2er-Teams. Es ist egal, ob sich zwei Menschen mit demenzieller Entwicklung bzw. Angehörige oder eine Mischung aus einem Menschen mit demenzieller Entwicklung und einer bzw. einem Angehörigen in einem Team befinden. Aufgabe der Übung ist es, sich zuerst anhand des Interviewleitfadens am Ende des Kapitels gegenseitig zu befragen und die Antworten zu notieren. Sobald alle Gruppen mit dem gegenseitigen Interviewen fertig sind, beginnt die eigentliche Vorstellungsrunde, in welcher die Teams jeweils ihre Interviewpartnerin bzw. ihren -partner den restlichen Gruppenteilnehmenden vorstellen. In diesem Zuge werden auch für jeden Teilnehmenden Namensschilder angefertigt, welche am Ende jeder Sitzung eingesammelt und zu Beginn jeder neuen Sitzung wieder ausgeteilt werden.

Nach der Vorstellungsrunde wird langsam das Ende der Sitzung eingeläutet. Als Zusammenfassung der ersten Sitzung erhalten alle Teilnehmenden das Handout (s. Kapitel 5.1.3 – Materialien), welches einmal zusammen mit der Gruppenleitung durchgegangen wurde.

5.1.2 Herausforderungen

Die Besonderheit des psychotherapeutischen Gruppenprogramms besteht darin, dass die Menschen mit demenzieller Entwicklung und deren Angehörige bei bzw. nach dem Vorgespräch, welches nach erfolgter Diagnose mit potenziellen Dyaden geführt wird, oftmals unterschiedlicher Meinung sind, ob sie am Programm teilnehmen möchten oder nicht. Die Angehörigen sind erfahrungsgemäß häufig von der Teilnahme an einer Frühintervention begeistert, während die Menschen mit demenzieller Entwicklung eher skeptisch oder abgeneigt sind. Eine Möglichkeit besteht darin, den Dyaden einen „Deal" vorzuschlagen: Sie sollen dreimal kommen, um sich die Gruppe ganz unverbindlich anzuschauen und ihre Skepsis oder Vorbehalte abzubauen. Wenn das Programm dann nicht den Vorstellungen entspricht, besteht die Möglichkeit es abzubrechen. Auf diesen „Deal" lassen sich viele ein. Sobald die Menschen mit demenzieller Entwicklung mit ihren eigenen Augen sehen konnten, dass das Gruppenprogramm ressourcenorientiert und wertschätzend gestaltet ist und nicht mit dem Finger auf Defizite gezeigt wird oder Fehler angeprangert werden, ist eine weitere Teilnahme in den meisten Fällen garantiert.

Doch aus diesem und weiteren Gründen ergeben sich für die erste Sitzung einige Herausforderungen, welche zu beachten sind. Wegen des eben erwähnten Grunds der natürlichen Skepsis ist es wichtig, die Grundregeln für die Gruppenintervention zu beachten und wirklich jeden Teilnehmenden gleichermaßen einzubeziehen. Dies gestaltet sich aufgrund eines herrschenden Ungleichgewichts zwischen proaktiven, begeisterten und eher zurückhaltenden, skeptischen Teilnehmenden manchmal schwierig. Daher werden die Menschen mit demenzieller Entwicklung im Sinne einer positiven Verstärkung viel gelobt und ihnen wird sehr wertschätzend entgegengetreten. Jeder Mensch, auch mit demenzieller Entwicklung, ist einzigartig. Defizite werden unter keinen Umständen hervorgehoben.

Wenn ein Mensch mit demenzieller Entwicklung z. B. bei einer oder mehreren Fragen oder bei einem Quiz nicht weiterweiß oder eine objektiv falsche Antwort gibt, dann ist eine Möglichkeit, für diesen Teilnehmenden eine Sonderregel einzuführen oder eine Art „Joker" auszuspielen. Ferner sollte der Mensch mit demenzieller Entwicklung für seinen Versuch oder die Beteiligung gelobt werden, sodass die Menschen mit demenzieller Entwicklung zu jeder Zeit des Gruppenprogramms ein Erfolgserlebnis verspüren.

Es ist wichtig, dass es zu keinem Zeitpunkt Barrieren oder Benachteiligungen gibt. Daher müssen Übungen ggf. während der Durchführung modifiziert werden, sodass sich alle Gruppenmitglieder wohl fühlen und aktiv an den Interventionen teilnehmen können bzw. auch wollen. Denn das Ziel jeder Übung ist es, die Gruppenmitglieder auch bei Skepsis oder Ablehnung zum Mitmachen zu aktivieren, um ihnen dann durch Lob und Anerkennung ein Erfolgserlebnis zu garantieren. Wenn die Fähigkeiten und nicht die Defizite im Mittelpunkt stehen, kann es den Menschen mit demenzieller Entwicklung helfen, positiv und sinnvoll aktiv zu bleiben und ihr Selbstwertgefühl zu erhalten.

Eine weitere Herausforderung kann darin bestehen, dass Mitglieder der Gruppen untereinander fragen: „Wer ist denn bei Euch betroffen?". Manchmal wird auch eine Art Vorstellungsrunde gewünscht, in der diese Information genannt werden sollte. Hier ist es wichtig, dass die Gruppenleitung eine solche Vorstellungsrunde unterbindet und ein Labeln der Teilnehmenden als Menschen mit demenzieller

Entwicklung und Angehörige als verpflichtende Vorstellungsrunde verhindert. Stattdessen sollte beschrieben werden, dass bewusst diese Frage nicht Teil der Vorstellung ist, da der Fokus der Gruppe auf den Ressourcen und Stärken liegt und dies unabhängig davon, ob man Mensch mit demenzieller Entwicklung oder Angehörige bzw. Angehöriger ist.

Weiter kann erläutert werden, dass diese Frage im Alltag häufig quälend ist und eine Teilnahme am sozialen Leben beeinträchtigt: „Lieber nichts sagen als auffallen". In der Gruppe kann prinzipiell jeder wie im Alltag entscheiden, was er über sich preisgibt. Langfristig sollen in der Gruppe aber die Vorteile eines offenen Umgangs mit den eigenen Schwierigkeiten für die Teilhabe im Alltag erfahrbar werden. Die Gruppenleitung kann berichten, dass man in der Gruppe schon häufiger die Erfahrung gemacht hat, dass eine sofortige Unterscheidung in ‚Menschen mit demenzieller Entwicklung oder Angehörige' gar nicht hilfreich dabei ist und dass in der Gruppe ja genau ein Gegengewicht zu den Beziehungsveränderungen im Alltag gebildet werden soll.

Natürlich kann jede und jeder von sich Informationen teilen, wie sie bzw. er möchte, aber das sollte individuell und bedürfnisorientiert erfolgen und nicht im Rahmen einer Runde, in der man aufgefordert wird, sich als Mensch mit demenzieller Entwicklung oder Angehörige bzw. Angehöriger zu identifizieren. Im Verlauf der Gruppe stellt sich meistens unausgesprochen heraus, wer Mensch mit demenzieller Entwicklung und wer Angehörige bzw. Angehöriger ist, so dass ein direktes Labeln absolut nicht zielführend ist. Hier sollte der Schutz der Menschen mit demenzieller Entwicklung Priorität haben, um ihnen eine neue Lernerfahrung zu ermöglichen – nämlich die Möglichkeit, in einer Gruppe anzukommen, in der die Demenz nicht von vorneherein identitätsstiftendes Element ist.

5.1.3 Materialien

Die Materialien dieses Buches stehen Ihnen auch unter https://www.medhoch-zwei-verlag.de/Werke/FRIDA kostenfrei zum Download zur Verfügung.

zum Download

Vorstellungsspiel / Einstiegsquiz – Wer ist Wer?

Bitte fragen Sie Ihr Gegenüber. Stellen Sie ihn bzw. sie nachher in der Runde vor.

Name? Vorname?
Alter?
Wohnort?
Beruf?
Anzahl Kinder? Anzahl Enkelkinder?
Hobbies? Besondere Interessen?
Lieblingsessen?
Lieblingsgetränk?

Zusammenfassung: Ziel der Gruppe

Es ist möglich, durch verschiedene psychosoziale Maßnahmen die Lebensqualität von Menschen mit demenzieller Entwicklung und ihren Angehörigen möglichst lange aufrecht zu erhalten. Dabei sind verschiedene Faktoren bekannt, die den Verlauf einer demenziellen Entwicklung verzögern können, dazu zählen zum Beispiel:

- Körperliche Aktivitäten
- Soziale Aktivitäten
- Gesunde Ernährung
- Geistige Aktivitäten
- Ausreichend und guter Schlaf
- Reduktion von Stress

Im Laufe der Gruppe wird auf jeden dieser Punkte in einer der Sitzungen eingegangen. Besonders wichtig ist uns dabei, dass Sie beide aktiv bleiben und Ihren Alltag mit positiven Aktivitäten füllen. Denn Forscherinnen und Forscher konnten zeigen, dass sich aktiv bleiben positiv auf die psychische Gesundheit von Menschen mit demenzieller Entwicklung und ihren Angehörigen auswirkt.

Tipp

Kleine Idee für zu Hause: Besonders Übungen, die Koordination und Balance erfordern, sind neben allgemeiner körperlicher Aktivität und Muskelübungen wichtig. Versuchen Sie doch mal auf einem Bein Ihre Zähne zu putzen.

Kennenlernen der anderen Gruppenteilnehmenden

Anhand eines Steckbriefes (Name, Alter, Anzahl der Kinder, Beruf, Hobby, Lieblingsessen, Lieblingsreiseziel) haben wir uns gegenseitig vorgestellt.

Tipp

Für den Alltag: Wenn Sie bemerken, dass Sie Namen von Menschen vergessen, so empfehlen wir Ihnen, sich vermehrt Notizen zu machen. Schreiben Sie sich alles Wichtige auf, das Sie nicht vergessen wollen. Gerade bei Personen hilft es, sich nicht nur den Namen zu notieren, sondern auch Informationen zu der Person. Besonders wenn Sie die Information über die Person mit einem emotionalen Inhalt verknüpfen können, kann dies später die Erinnerung erleichtern.

Gruppenregeln

Wir haben uns in der Gruppe auf einige Regeln bezüglich der Zusammenarbeit geeinigt.

- Jeder hat Schweigepflicht.
- Keine (verbale) Aggression, keine Ausgrenzung, Probleme unter vier Augen mit der Gruppenleitung etc.

- Wir haben das Ziel, gemeinsam die demenzielle Entwicklung zu bewältigen; d. h. wir arbeiten miteinander und nicht gegeneinander.
- Ich statt Du – Wir machen den anderen keine Vorwürfe.
- Wir reden miteinander statt übereinander.
- Wir lassen Defizite nicht unkommentiert stehen.
- Wir sparen nicht mit Lob.

Zudem haben wir weitere Gruppenregeln festgelegt:

5.2 Sitzung 2: Alter und Altern

Alexandra Wuttke, Armin Scheurich, Katharina Geschke, Andreas Fellgiebel

Ziel der Sitzung ist es, das Thema Alter(n) zu entstigmatisieren, indem nicht nur Abbauprozesse sondern vor allem auch Entwicklungsmöglichkeiten im Alter betrachtet werden.

Die Teilnehmenden erhalten – losgelöst von dem Thema Demenz, ergo nicht pathologisierend – einen Überblick darüber, was genau es bedeutet, zu altern. Dazu erhalten die Teilnehmenden umfassende Informationen über die verschiedenen vielfältigen Veränderungen, welche mit zunehmendem Alter auftreten, z. B. bei der körperlichen und psychischen Gesundheit oder der kognitiven Leistungsfähigkeit (insbesondere der Verarbeitungsgeschwindigkeit). Gleichzeitig werden auch die vielen positiven Veränderungen, wie zunehmende Lebenserfahrung und schöne Lebensereignisse, Zufriedenheit (Wohlbefindensparadox) sowie steigende bzw. gleichbleibende kristalline Intelligenz thematisiert, um so ein ausgeglichenes Bild über bzw. eine positive Sicht auf das Altern zu ermöglichen. Denn Altern an sich, ist keine Krankheit.

5.2.1 Hintergrund für die Gruppenleitung

In diesem Kapitel geht es um die normalen, nicht pathologischen Alterungsprozesse. Das Wort „normal“ sollte aus Interpretationsgründen jedoch vermieden werden, da dies implizieren könnte, dass es auch unnormale Alterungsprozesse gibt oder dass man auch abweichend von der Norm altern könnte. Diese Sitzung über das Altern ist sehr informativ und eher konfrontativ statt interaktiv. Daher sollte die Gruppenleitung über fundierte Kenntnisse bezüglich körperlichen Alterns, Intelligenz, insbesondere des Zwei-Faktoren Modells nach Cattell (1963), verfügen sowie das Wohlbefindensparadox zu psychischen Veränderungen (vgl. Stone et al., 2010) und das Modell erfolgreichen Alterns ‚Selektion-Optimierung-Kompensation‘ (Baltes und Baltes, 1995) als Gegenmodell zu den weit verbreiteten negativen Altersstereotypen kennen. Die nachfolgend aufgeführten Informationen dienen also lediglich einer Auffrischung, bei Bedarf kann auf die weiterführende Literatur am Ende des Kapitels verwiesen werden.

Körperliches Altern: Körperliches Altern ist in der Tat überwiegend von Abbauprozessen begleitet. Kennzeichen des körperlichen Alterns ist unter anderem ein sinkender Grundumsatz des Energiestoffwechsels ab dem 30. Lebensjahr. Einige Beispiele für das nicht mehr fehlerfreie Funktionieren unserer Körpersysteme und Organe sind der Verlust von Elastizität und Festigkeit der Haut ab dem 30. Lebensjahr, die Abnahme der Anzahl der Muskelfasern und der Muskelmasse (auch im Herzen) ab dem 40. Lebensjahr, der Abbau von Knochensubstanz, der Verlust an Elastizität und Substanz des Knorpelgewebes und der Elastizität der Sehnen und Bänder, des Bindegewebes, der Linse im Auge und der Lunge sowie die verminderte Aktivität des Immunsystems im Alter. Neben dem körperlichen Altern existieren allerdings noch weitere, vor allem psychologische Aspekte des Alterns, die nicht ausschließlich durch Abbau, sondern auch durch Gewinn gekennzeichnet sind.

Intelligenz: Raymond Cattell (1963) postulierte ein hierarchisches Faktorenmodell mit zwei Intelligenzfaktoren, der fluiden (oder flüssigen) und der kristallinen (oder kristallisierten) Intelligenz. Die fluide Intelligenz, welche z. B. die geistige Kapazität, die Auffassungsgabe und das generelle Verarbeitungsniveau umfasse, sei angeboren bzw. vererbt und könne nicht durch die Umwelt beeinflusst werden. Die kristalline Intelligenz dagegen umfasse alle Fähigkeiten, welche im Laufe eines Lebens erlernt bzw. durch die Umwelt bestimmt werden. Dabei sei die kristalline Intelligenz von der fluiden abhängig und umfasse sowohl das explizite Wissen mit semantischem und episodischem (Fakten-)Wissen, als auch das implizite Gedächtnis mit bestimmten Verhaltensweisen, Rechnen oder Fahrradfahren. Fluide und kristalline Intelligenz nehmen zunächst zu, bis sie beide im jungen Erwachsenenalter ihren Höhepunkt erreichen. Die fluide Intelligenz, also das logische Denken, die Verarbeitungsgeschwindigkeit etc., nehmen bereits ab einem Alter von Mitte 20 stetig ab, was einen vollkommen natürlichen Prozess darstellt. Die kristalline Intelligenz dagegen, das gesammelte Faktenwissen, bleibt dagegen bis ins hohe Alter stabil bzw. kann sogar bis zum ca. 50. Lebensjahr zunehmen. Diese Diskrepanz zeigt sich auch im Sprichwort „Die jüngeren sind schneller, dafür kennen die älteren die Abkürzungen".

Wohlbefindensparadox: Das Wohlbefindensparadox stellt eine Theorie zum psychologischen Wohlbefinden im Alter dar. Es besagt, dass das Wohlbefinden im Alter steigt, obwohl im Vergleich zu jüngeren Menschen die Belastungen und vor allem die körperlichen Einschränkungen im Alter ansteigen. Stone et al. (2010) zeigen dies eindrücklich an bevölkerungsrepräsentativen Daten, die beschreiben, dass das Wohlbefinden ab einem Alter von etwa 50 Jahren stetig ansteigt, nachdem es vorher ca. ab dem 18. Lebensjahr mit wenigen Ausnahmen deutlich abnimmt. Erst im Bereich der Hochaltrigkeit sinkt das Wohlbefinden wieder. Stone et al. (2010) erklären sich den U-förmigen Verlauf so: Es könnte an Umweltveränderungen liegen oder an psychologischen Veränderungen in der Art und Weise, wie wir die Welt sehen. Es könnten sogar biologische Veränderungen, z. B. in der Gehirnchemie oder Endokrinologie, für das Phänomen ausschlaggebend sein. Aus psychologischer Sicht spielen der sogenannte Positivitätseffekt (Carstensen & DeLiema, 2018) und die Sozioemotionale Selektivitätstheorie (Carstensen et al., 1999) eine entscheidende Rolle. Mit begrenztem Zeithorizont verändern sich Ziele und Motive im Leben. Dies führt dazu, dass sich ältere Menschen eher positiven und vertrauten Reizen zuwenden, als neue Erfahrungen auszuprobieren. Auch ein stärkerer Fokus auf positive statt negative Reize im Vergleich zu jüngeren ist Ausdruck dieser psychologischen Prozesse.

Gesundes Altern: Zu den Strategien des gesunden Alterns gehören Selektion-Optimierung-Kompensation (Baltes & Baltes, 1990). Dies verdeutlichen Baltes und Baltes (1990) am Beispiel des Pianisten Rubinstein, der noch im hohen Alter Weltklassekonzerte spielte. Auf die Frage, wie er dies schaffe, berichtete er, dass er nur noch bestimmte Stücke auswähle (Selektion), diese vermehrt übe (Optimierung) und vor schnellen Passagen bewusst langsamer spiele (Kompensation). Gesundes Altern vermag also die Fähigkeit, die Herausforderungen des Alterns konstruktiv anzunehmen, statt gegen das Alter im Sinne eines Anti-Aging anzukämpfen (Fellgiebel & Wuttke, in Druck)

5.2.2 Ablauf

Die Gruppenleitung begrüßt die Teilnehmenden und händigt die Namensschilder aus. Dann folgt wie immer zunächst eine psychomotorische Übung, um die Stimmung aufzulockern und die Koordination zu schulen. Für den weiteren Ablauf der Sitzung liegt es im Ermessen der Gruppenleitung, die Teilnehmenden – entweder einzeln oder in Kleingruppen unterteilt – das erste Arbeitsblatt (s. Kapitel 5.2.4 – Materialien) durcharbeiten zu lassen. Die Gruppenleitung entscheidet je nach Situation und Bauchgefühl, in welcher Form die Bearbeitung stattfindet, da dies stark von der jeweiligen Gruppe abhängt.

Das Arbeitsblatt zur Bedeutung des Alterns, inklusive positiver und negativer Veränderungen (s. Kapitel 5.2.4 – Materialien) wird an die Teilnehmenden zusammen mit Stiften ausgeteilt. Nachdem alle Gruppenmitglieder das Arbeitsblatt durchgelesen und die Tabelle ausgefüllt haben, werden die positiven und negativen Punkte bezüglich körperlicher, geistiger, verhaltensbezogener und sozialer Veränderungen im Plenum durch die Gruppenleitung an einem Flipchart gesammelt und besprochen. Die Gruppenleitung fragt dafür die Teilnehmenden, welche Veränderungen sie bei sich bemerkt haben, und leitet einen interaktiven Austausch an. Hervorzuheben ist, dass bereits hier ein ausgewogenes Verhältnis zwischen positiven und negativen Auflistungen erfolgen soll und nicht nur negative Veränderungen festgehalten werden oder die Übersicht dominieren. Daher fragt die Gruppenleitung ggf. häufiger vorsichtig, aber explizit nach positiven Punkten, um ein Ungleichgewicht zu vermeiden.

Sobald alle wichtigen Inhalte des Arbeitsblattes besprochen und aufgelistet wurden, folgt ein zweiter informativer Block. Thematisch geht es darum, was genau beim Altern passiert. Da diese Lerneinheit etwas komplexer ist, bietet es sich an, dass die Gruppenleitung die Inhalte dem Plenum vorstellt und diese bespricht. Dazu kann den Teilnehmenden entweder direkt das zugehörige Arbeitsblatt ausgeteilt werden (s. Kapitel 5.2.4 – Materialien) oder nach Beendigung des Themas. Das Arbeitsblatt enthält neben informativem Text auch Abbildungen. Auf dem Blatt können sich die Gruppenteilnehmenden weitere Informationen notieren oder die Inhalte zu einem späteren Zeitpunkt erneut vergegenwärtigen.

Falls sich die Gruppenleitung dazu entschließt, zunächst das Thema vorzustellen und das Arbeitsblatt erst später auszuteilen, sollte zumindest bei den Erläuterungen zur fluiden und kristallinen Intelligenz die entsprechende Abbildung gezeigt werden.

Des Weiteren geht es in dem Arbeitsblatt darum, dass die diversen Veränderungen beim Altern aus biologischer Sicht als körperlicher Rückbildungsvorgang betrachtet werden können und vollkommen natürlich, ergo nicht pathologisch, sind. Aus diesem Grund sollte auch das Thema fluide versus kristalline Intelligenz zu den natürlichen Vorgängen beim Altern sehr ausführlich anhand des Schaubilds auf dem Arbeitsblatt behandelt werden (s. o.). Doch neben diversen körperlichen und geistigen Veränderungen werden auch psychische Veränderungen – insbesondere positive – in dem Informationsblock hervorgehoben. So soll den Teilnehmenden das Wohlbefindensparadox (s. o.) erläutert werden, da dies besonders gut zu dem Ziel der Sitzung, der Entstigmatisierung von Altern, passt.

Andere Studien kamen zu ähnlichen Ergebnissen, sodass Fellgiebel (2018) herleitet, dass ältere Menschen möglicherweise ein höheres Potenzial für resilientes Verhalten gegenüber psychischen Störungen besitzen, weshalb ein hoher Grad an Wohlbefinden und eine gute Lebensqualität im Alter festzustellen sind. Diese Erkenntnisse sollen den Teilnehmenden eine positive Sicht auf das Thema Alter(n) gewähren und den natürlichen Alterungsprozess entstigmatisieren.

Nach den informativen Blöcken wird langsam das Ende der Sitzung eingeläutet.

5.2.3 Herausforderungen

Auch diese Sitzung ist losgelöst vom Thema Demenz. Wichtig ist, dass es explizit nicht um pathologische Veränderungen im Alter(n) bzw. der kognitiven Fähigkeiten geht, wie es bei einer Demenz der Fall ist. Die Menschen mit demenzieller Entwicklung sollen für ihre Krankheit nicht an den Pranger gestellt werden, da es um das Alter(n) allgemein, wie es jede einzelne bzw. jeden einzelnen betrifft, geht. Damit die Teilnehmenden ein ausgeglichenes Bild über das Alter(n) mit all seinen positiven und negativen Facetten erhalten, ist es die Aufgabe der Gruppenleitung, auf die Ausgewogenheit zwischen positiven und negativen Aspekten des Alter(n)s zu achten. Denn erfahrungsgemäß wird eher Negatives berichtet. Falls die Antworten der Teilnehmenden im Plenum wie erwartet häufig ins Negative abschweifen, kann die Gruppenleitung vorsichtig erfragen, was es denn Positives gäbe. So können die Geburt der Enkel und das damit verbundene Großeltern werden, mehr Zeit zur Verfügung haben, jeden Tag ausschlafen zu können usw., beispielhaft von der Gruppenleitung genannt werden. Ebenfalls wichtig ist es, alle Gruppenteilnehmenden gleichermaßen mit einzubeziehen und jeden zur aktiven Teilnahme anzuregen, damit ein interaktiver Austausch entstehen kann und alle Teilnehmenden gleichermaßen beschäftigt sind.

5.2.4 Materialien

Die Materialien dieses Buches stehen Ihnen auch unter https://www.medhoch-zwei-verlag.de/Werke/FRIDA kostenfrei zum Download zur Verfügung.

zum Download

Was bedeutet Alter(n)?

Altern ist eine Phase der Gewinne und Verluste.

Altern ist ein natürlicher Prozess, der von verschiedenen Faktoren beeinflusst wird:

- von biologischen Alterungsvorgängen gemäß genetischer Programme,
- von körperlichen Faktoren, d. h. Veränderungen, die individuell im Laufe des Lebens eingetreten sind,
- von psychischen Faktoren, d. h. vom Erleben psychosozialer Veränderungen, also Ereignissen (z. B. neue Rolle Großeltern) oder Belastungen (z. B. Ausscheiden aus dem Beruf oder der Verlust von Partnerinnen bzw. Partnern oder Freundinnen und Freunden).

All diese körperlichen und psychischen Faktoren nehmen Einfluss auf die Art und Weise, wie wir altern.

Wichtig ist dabei allerdings, wie wir mit altersbedingten Veränderungen umgehen. Wir können auf den Alterungsprozess durch unser eigenes Verhalten und unsere Einstellung sowohl positiv als auch negativ einwirken.

Früher dominierten Denkweisen darüber, dass Altern mit Abbauprozessen gleichzusetzen ist. Heute nimmt man viel differenziertere Vorgänge an und unterscheidet zwischen Funktionen, die sich abbauen und solchen Funktionen, die lange aufrechterhalten werden oder sogar noch wachsen.

Testen Sie sich selbst:

Denken Sie einmal darüber nach, welche Veränderungen Sie mit dem Altern an sich beobachtet haben. Fallen Ihnen nur negative Abbauprozesse ein oder haben Sie mit dem Alter auch Fähigkeiten dazugelernt und positive Veränderungen erlebt?

	Positive Veränderungen	*Negative Veränderungen*
Körperliche Veränderungen		
Geistige Veränderungen		
Veränderungen im Verhalten		
Veränderungen im sozialen Bereich		

Was passiert beim Altern?

Körperliche Veränderungen: Altern kann aus biologischer Sicht als körperlicher Rückbildungsvorgang betrachtet werden. Dieser führt zu einer abnehmenden Anpassungsfähigkeit an Umweltveränderungen und erhöht somit das Risiko zu erkranken. Im Laufe des Lebens kommt es in allen Organsystemen im Körper zu Wandlungen.

- Altern ist ein natürlicher Prozess.
- Verschiedene Organsysteme und körperliche Funktionen altern unterschiedlich.
- Alternsprozesse können die Bewältigung des Alltags in unterschiedlichem Ausmaß beeinträchtigen.
- Altern in körperlicher Hinsicht bringt in der Regel unvermeidliche Veränderungen mit sich, die aber durch Hilfsmittel kompensiert werden können.

Psychische Veränderungen: Das Altern in geistigen Funktionen erfolgt unterschiedlich; es gibt altersbedingte Abbauerscheinungen aber auch altersstabile Leistungsbereiche. Dabei wird zwischen zwei Bereichen der geistigen Leistungsfähigkeit unterschieden:

a) Flüssige/fluide Intelligenz: Die „flüssige" Intelligenz umschreibt die Geschwindigkeit, mit der Informationen wahrgenommen und verarbeitet werden können. Sie ist stark an biologische Alternsprozesse gebunden.
   - Im Bereich „flüssiger" geistiger Funktionen können Alterungsprozesse durch regelmäßige Übung in ihrem negativen Verlauf gemildert werden.

b) Kristalline Intelligenz: Die „kristalline" Intelligenz umfasst dagegen jene Fähigkeiten, die im Laufe des Lebens erlernt oder erworben wurden, z. B. durch Schulbildung, berufliche Anforderungen oder geistige Tätigkeiten in der Freizeit.
   - Im Bereich „kristalliner" geistiger Funktionen tritt kein Altersabbau ein, wenn geistige Aktivität ein Leben lang aufrechterhalten wird.

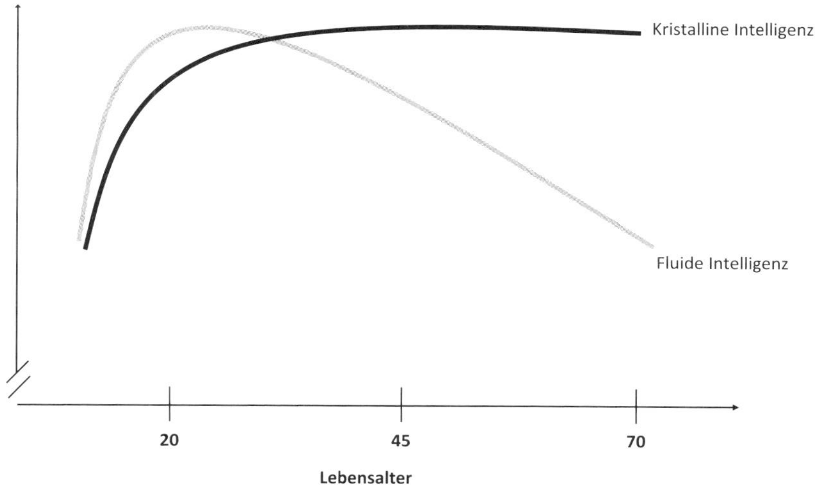

Abb. 6: Fluide und kristalline Intelligenz nach Cattell.
Quelle: Wuttke et al., modifiziert nach https://www.repetico.de/card-58774479.

Das Wohlbefindensparadox stellt eine Theorie zum psychologischen Wohlbefinden im Alter dar. Es besagt, dass das Wohlbefinden im Alter steigt, obwohl im Vergleich zu jüngeren Menschen die Belastungen und vor allem die körperlichen Einschränkungen im Alter ansteigen.

Aus psychologischer Sicht spielen der sogenannte Positivitätseffekt und die Sozioemotionale Selektivitätstheorie eine entscheidende Rolle. Mit begrenztem Zeithorizont verändern sich Ziele und Motive im Leben. Dies führt dazu, dass sich ältere Menschen eher positiven und vertrauten Reizen zuwenden als neue Erfahrungen ausprobieren.

Wichtig ist, wie wir mit altersbedingten Veränderungen umgehen. Wir können auf den Alterungsprozess durch unser eigenes Verhalten sowohl positiv als auch negativ einwirken.

Gesundes Altern: Zu den Strategien des gesunden Alterns gehören nach Baltes und Baltes Selektion-Optimierung-Kompensation. Dies verdeutlichen Baltes und Baltes am Beispiel des Pianisten Rubinstein, der noch im hohen Alter Weltklassekonzerte spielte. Auf die Frage, wie er dies schaffe, berichtete er, dass er nur noch bestimmte Stücke auswähle (Selektion), diese vermehrt übe (Optimierung) und vor schnellen Passagen bewusst langsamer spiele (Kompensation). Gesundes Altern vermag also die Fähigkeit, die Herausforderungen des Alterns konstruktiv anzunehmen, statt gegen das Alter im Sinne eines Anti-Aging anzukämpfen.

5.3 Sitzung 3: Kognitive Stimulation

Alexandra Wuttke, Armin Scheurich, Katharina Geschke, Andreas Fellgiebel

Ziel der Sitzung ist es, den teilnehmenden Dyaden die Grundprinzipien kognitiver Stimulation und kognitiven Trainings zu vermitteln. Dabei wird deutlich, dass mit einem gezielten kognitiven Training positive Effekte auf Kognition und Wohlbefinden erzielt werden können. Entgegen einer defizitorientierten Sicht auf demenzielle Entwicklungen wird dabei betont, dass ein Großteil der kognitiven Funktionen von einer (beginnenden) demenziellen Entwicklung unbeeinträchtigt ist. Daher sind kognitive Stimulation und kognitives Training fortan fester Bestandteil der Gruppe und werden auch im Alltag der Dyaden begleitend zur Gruppe etabliert.

Hinweis

Als Standard werden in der Gruppe Papier-Bleistift-Übungen zur Stimulation und, wenn möglich, zum kognitiven Training durchgeführt. Wie in Kapitel 4 ausgeführt, ist das Computertraining den Papier-Bleistift Übungen jedoch überlegen. Die teilnehmenden Dyaden bringen nach Möglichkeit ein Smartphone/Laptop/Tablet zu den Sitzungen mit, damit computerisierte Übungen durchgeführt werden können. Diese werden auch in den folgenden Sitzungen integriert, zum Beispiel stets nach der psychomotorischen Aktivierung zu Beginn der Sitzung. Haben teilnehmende Dyaden keine Möglichkeit, ein mobiles Endgerät mitzubringen, ist es vielleicht möglich, dass die Gruppenleitung etwas zur Verfügung stellt.

Als Einführung und als Beispiel stehen einzelne Videoclips über das computerisierte Training online zur Verfügung:

Einführung von Dr. Armin Scheurich: https://youtu.be/fWAD9PwDEs0

Training Teil 1: https://youtu.be/Dox-5gxWwuQ

Training Teil 2: https://youtu.be/Px-pW-09uO4

5.3.1 Hintergrund für die Gruppenleitung

Der Hintergrund für die Gestaltung der kognitiven Stimulation und des kognitiven Trainings ist ausführlich in Kapitel 4 dargestellt. Diese Inhalte sollten unbedingt von der Gruppenleitung vertieft bekannt sein und bei der Umsetzung in dieser Sitzung berücksichtigt werden.

5.3.2 Ablauf

Die Gruppenleitung begrüßt die Teilnehmenden. Es erfolgt zunächst wie immer eine psychomotorische Übung. Dann folgt ein theoretischer Input zu der Definition und Bedeutung von kognitivem Training und kognitiver Stimulation. Im Rahmen der Gruppentherapie werden die Hintergründe und die Praxis der kognitiven Stimulation und des kognitiven Trainings dargestellt und mit den Teilnehmenden diskutiert. Anhand des Gedächtnisschema nach Finauer (2019) (s. Kapitel 4.5), welches ausführlich den Teilnehmenden erläutert wird, wird den Teilnehmenden verdeutlicht, dass bei leichter kognitiver Störung bzw. leichtgradiger Demenz über 80 % der kognitiven Funktionen nahezu unbeeinträchtigt und alltagstauglich sind.

Wichtig ist, dass das Training unbedingt unter Berücksichtigung des individuellen kognitiven Leistungsniveaus erfolgt, um demoralisierende negative Leistungsrückmeldungen zu vermeiden. Liegen der Gruppenleitung zum Beispiel Informationen über eine neuropsychologische Testung aus der Gedächtnisambulanz vor, so können hier zielgerichtet die Bereiche identifiziert werden, die unbeeinträchtigt sind, sowie die, die Unterstützung und Förderung benötigen. Aber auch ohne Voruntersuchung können unschwer beim klassischen Störungsbild mit Defiziten im Einspeichern und Abrufen neuer Informationen und in komplexeren Aufmerksamkeitsfunktionen viele Aufgaben identifiziert werden, die Menschen mit demenzieller Entwicklung gut bewältigen.

Anschließend wird in der Sitzung konkret geübt; und zwar von beiden, den Menschen mit demenzieller Entwicklung und den Angehörigen. Aufgaben zur kognitiven Stimulation können problemlos in der Gruppe durchgeführt werden. Das Anspruchsniveau sollte so niedrig sein, dass alle partizipieren können. Es geht um die Diskussion vergangener und gegenwärtiger Ereignisse und aktuell interessante Themen, Wortspiele, Rätsel, Musik und kreative, praktische Aktivitäten. Diese kognitive Stimulation kann auch teilweise in die Übungen zur psychomotorischen Aktivierung integriert bzw. die Übungen können kombiniert werden. Am Ende des Kapitels finden sich Ressourcen zur Auswahl der Übungsaufgaben.

Um den therapeutischen Effekt des kognitiven Trainings zu erzielen und um die katastrophisierenden Gedanken direkt zu relativieren, wird kognitives Training eingeführt.

Werden Papier-Bleistift-Verfahren genutzt, muss die Gruppenleitung Aufgaben mit angepasstem Schwierigkeitsgrad für die problematischen Bereiche und zum Ausgleich passende Aufgaben für Bereiche wie Wahrnehmung und Aufmerksamkeit bereitstellen, die die Teilnehmenden problemlos bearbeiten können. So können sowohl bei schwierigen Aufgaben (z. B. im Bereich Gedächtnis) und auch in einfachen Aufgaben Erfolgserlebnisse vermittelt werden.

Wenn möglich, wird ein computerisiertes Training mit Smartphone, Laptop/Tablet oder PC eingeführt. Es werden zu Beginn leichte Übungen der Wahrnehmung und Aufmerksamkeit besprochen und von der Gruppenleitung vorgeführt. Alle sollen die Aufgabe gesehen und kennengelernt haben, bevor der nächste Schritt erfolgt. Wenn möglich, soll die Trainingsaufgabe nun mit einem

Menschen mit demenzieller Entwicklung beispielhaft durchgeführt werden. Hier sind natürlich die Gruppenregeln streng einzuhalten. Niemand wird aufgefordert, etwas vor den anderen zu machen, wenn sie bzw. er sich nicht selbst gemeldet hat. Wenn die Menschen mit demenzieller Entwicklung noch zu zurückhaltend sind, wird versucht, einen Angehörigen für die Demonstration zu gewinnen.

Der Vorführeffekt kann abgemildert werden, wenn für die Dyaden jeweils ein Computer zur Verfügung steht – oder wenn diese ihr Smartphone, ihren Laptop/Tablet von zu Hause mitgebracht haben und das Programm installiert oder aufrufbar ist. Da die Angehörigen in die Therapie einbezogen sind, erlernen sie den Umgang mit den Trainingsprogrammen. Sie können also den Menschen mit demenzieller Entwicklung bei auftretenden Schwierigkeiten helfen. In der Praxis hat es sich gezeigt, dass auch viele Angehörige gerne selbst die Trainingsprogramme für sich nutzen. Angesichts der positiven Wirkung in der Prävention neurodegenerativer Entwicklung kann auch den Angehörigen das Training empfohlen werden.

Ist es gelungen, anhand einiger einfacher Aufgaben zur Wahrnehmung und Aufmerksamkeit erste Erfolgserlebnisse zu vermitteln, können problematischere Bereiche in Angriff genommen werden. Das wird auch so angekündigt.

Bei Gedächtnisaufgaben wird stets mit dem niedrigsten Schwierigkeitsniveau begonnen: Aufgaben zum Wiedererkennen mit kurzen Abrufzeiten. Hier sind beispielsweise die Aufgaben „Gesichter Merken" aus Fresh Minder 2 oder „Reihenspeicher" aus MS Kognition zu nennen. Es müssen zusätzlich das ausführliche Einspeichern und die Nutzung von Gedächtnistechniken wie bildhaftes Vorstellen oder die Geschichtentechnik hinzugezogen werden, um die Wahrscheinlichkeit für Erfolg zu erhöhen. Enkodierungstechniken und die Gedächtnistechniken der bildhaften Vorstellung und der Geschichtentechnik sind in Finauer et al. (2019) ausführlich beschrieben. Es werden Arbeitsblätter für die Trainierenden zur Verfügung gestellt. In der Regel können den Menschen mit demenzieller Entwicklung so Erfolgserlebnisse ermöglicht werden. Es können zudem Aufgaben durchgeführt werden, die die Wiedergabe erlernter Information fordern. Auch hier ist zu Beginn ein möglichst niedriges Schwierigkeitsniveau – nur drei oder vier Stimuli – vorzugeben. Und zusätzlich muss bei der Einspeicherung so geholfen werden, dass die Wahrscheinlichkeit für (Teil-)Erfolge steigt – und das Risiko für negative Leistungsrückmeldungen sinkt. Es wird auch für die Wiedergabe demonstriert, wie man die Stimuli ausführlich einspeichert und mehrere Sinneskanäle nutzt (bildhaftes Vorstellen), und Abrufhilfen wie z. B. die Geschichtentechnik werden vermittelt.

Nach der Sitzung zur Initialisierung der kognitiven Interventionen werden die Teilnehmenden dafür gewonnen, zu Hause zwei- bis dreimal pro Woche für jeweils ca. 30-45 Minuten zu trainieren. Es wird auch für das Training zu Hause die Abwechslung von leichteren Trainingsaufgaben (in der Regel Wahrnehmung und Aufmerksamkeit) mit schwierigeren Trainingseinheiten (z. B. Übungen zum Wiedererkennen oder Wiedergeben vorgegebener Informationen) empfohlen.

In den nachfolgenden Therapiesitzungen wird jeweils ein vorbereitetes kurzes Programm zur kognitiven Stimulation und zum Computertraining durchgeführt. Es wird aber auch das parallele Training zu Hause thematisiert. Es werden Probleme angesprochen, zum Beispiel Schwierigkeiten mit den Computeraufgaben, und beispielhaft für alle gelöst. Das häusliche Training wird damit in der Gruppentherapie fortlaufend monitoriert. Bis zum Ende der Gruppentherapie wird für alle Teilnehmenden ein gutes kognitives Training erarbeitet, das die Dyaden selbständig aufrechterhalten können.

Zudem werden externale Gedächtnishilfen als Kompensationsstrategien eingeführt. Hier ist die Nutzung von Notizblock, Kalender und Smartphone zu nennen. Diese wichtigen Kompensationsmöglichkeiten werden in der Therapie ausführlich angeleitet und monitoriert. Eine enorme Entlastung des Gedächtnisses stellt auch die Strukturierung von Informationen dar. Ordnung für die wichtigen Utensilien Schlüssel, Smartphone, Brille (immer am selben Ort) und Ordnung im Bereich Finanzen und im Behördenschriftverkehr ist sehr entlastend für das Gedächtnis. Vielen Menschen mit demenzieller Entwicklung hilft zum Beispiel ein Eingangsstempel (mit den Feldern „gelesen“, „bearbeitet“, „überwiesen“) für eingehende Briefe.

Zum Abschluss der Sitzung wird darauf verwiesen, dass von nun an in jeder Sitzung eine kurze Einheit zur kognitiven Stimulation und dem kognitiven Training integriert wird. Idealerweise direkt nach der psychomotorischen Aktivierung. Wird ein computerbasiertes Training durchgeführt, sollten die Dyaden von nun an zu jeder Sitzung ein Smartphone, einen Laptop/Tablet mitbringen.

5.3.3 Herausforderungen

Richtig angewandt kann das kognitive Training Erfolgserlebnisse vermitteln und das Selbstbewusstsein der Menschen mit demenzieller Entwicklung steigern. Dazu muss das Training unbedingt unter der Berücksichtigung des individuell angepassten Schwierigkeitsgrades und mit einem Monitoring der Schwierigkeit erfolgen. Es muss unbedingt vermieden werden, dass Misserfolgserlebnisse oder „Bestätigungen“ von schlechter kognitiver Leistungsfähigkeit sich manifestieren. Dazu sind die Hinweise zur Gestaltung der Übungen aus Kapitel 4 zu berücksichtigen. Im Zweifelsfall wird die Schwierigkeit immer so niedrig gehalten, dass alle teilnehmen und Erfolge erleben können.

Wichtig ist es, den Dyaden zu vermitteln, dass es auf ein gezieltes Training ankommt. Häufig berichten Angehörige davon, dass sie die Menschen mit demenzieller Entwicklung im Alltag korrigieren und mit Kurzzeitgedächtnisaufgaben „testen“ (z. B. Vorlesen eines Zeitungsartikels und spätere Abfrage). Hier muss deutlich gemacht werden, dass ein solches fachlich nicht begleitetes Training des Kurzzeitgedächtnisses für Menschen mit demenzieller Entwicklung nicht geeignet ist. Diese „Tests“ können Druck ausüben und Frustration erzeugen. In der Folge belasten sie die Beziehung zueinander.

Die Nutzung von externalen Gedächtnishilfen kann für einige Menschen mit demenzieller Entwicklung als schambehaftet erlebt werden. Hier ist das Ziel, dass durch die ressourcenorientierte Grundausrichtung der Gruppe solche stigmatisierenden Befürchtungen nicht dominieren. Vielmehr sollte der Einsatz externaler Gedächtnishilfen als ressourcenschonende und hilfreiche Strategie vorgestellt werden, wie das Tragen einer Brille oder Nutzung von Gehhilfen. Hier sollte darauf geachtet werden, dass die Menschen mit demenzieller Entwicklung sich selbst für die Nutzung entscheiden können und kein Druck durch die Angehörigen aufgebaut wird.

5.3.4 Materialien

Die Materialien dieses Buches stehen Ihnen auch unter https://www.medhochzwei-verlag.de/Werke/FRIDA kostenfrei zum Download zur Verfügung.

zum Download

Kognitive Stimulation und kognitives Training

Definition:

Kognitive Stimulation

Kognitive Stimulation ist eine Form der „mentalen Aktivität oder Übung", die speziell entwickelt wurde, um Menschen mit Demenz zu helfen. Es umfasst eine breite Palette von Aktivitäten, die darauf abzielen, das Denken und das Gedächtnis im Allgemeinen anzuregen, darunter Diskussionen über vergangene und gegenwärtige Ereignisse und interessante Themen, Wortspiele, Rätsel, Musik und kreative, praktische Aktivitäten.

Kognitives Training

Kognitives Training ist definiert als angeleitetes Üben einer Reihe von Standardaufgaben, die bestimmte kognitive Funktionen widerspiegeln sollen. Innerhalb des Standardsatzes von Aufgaben ist eine Reihe von Schwierigkeitsgraden verfügbar, um den Fähigkeiten jeder bzw. jedes Einzelnen gerecht zu werden. Es kann in Einzel- oder Gruppensitzungen angeboten werden, mit Stift und Papier oder computergestützten Übungen.

Frei übersetzt aus: Woods et al., 2023

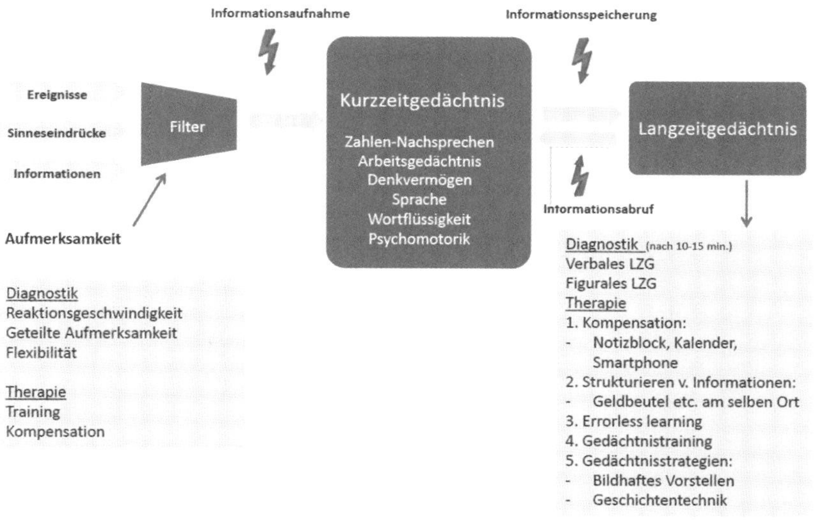

Abb. 5: Gedächtnisschema nach Finauer (2019).

LZG = Langzeitgedächtnis

Quelle: Finauer (2019)

Bei leichter kognitiver Störung bzw. leichtgradiger Demenz sind über 80 % der kognitiven Funktionen nahezu unbeeinträchtigt und alltagstauglich.

Tipps für Kognitive Stimulation

Fachlich nicht angeleitetes Gedächtnistraining ist für Menschen mit demenzieller Entwicklung nicht geeignet. Testen Sie sich oder Ihren Angehörigen daher nicht im Alltag (z. B. Vorlesen eines Zeitungsartikels und spätere Abfrage). Diese „Tests" lösen nur Druck aus und erzeugen Frustration. Auch die ständige Kontrolle und Verbesserung von Gedächtnisdefiziten ist nicht hilfreich. Die nachgewiesen wirksame kognitive Stimulation stellt ausdrücklich so niedrige Anforderungen, dass eine empfindliche Leistungsrückmeldung und die Konfrontation mit Leistungsdefiziten weitgehend ausbleiben. Sie umfasst Diskussionen über vergangene und gegenwärtige Ereignisse und interessante Themen, Wortspiele, Rätsel, Musik und kreative, praktische Aktivitäten.

So können durch Stimulation Erinnerungen aktiviert werden, die im Langzeitgedächtnis abgelegt sind. Zum Beispiel können Sie durch Fotoalben/Musik/vertraute Gedichte/Redewendungen Erinnerungen fördern. Erinnerungen sind zudem im Gehirn stark mit Sinneseindrücken verknüpft. Sprechen Sie deshalb die verschiedenen Sinneskanäle an, das Sehen, Hören, Riechen, Schmecken, Tasten und Fühlen. Auf diese Weise können viele Anreize gegeben werden, die Erlebnisse aus dem Langzeitgedächtnis wieder hervorrufen.

Beachten Sie immer: Die Übungen sollen Spaß machen und zu Erfolgserlebnissen führen. Es sollte zwei- bis dreimal pro Woche für jeweils ca. 30-45 Minuten stimuliert werden.

Kognitives Training bei demenzieller Entwicklung

Wichtige geistige Leistungsbereiche umfassen Wahrnehmung, Aufmerksamkeit, Konzentration, Sprache, Denkvermögen sowie exekutive Funktionen (= höhere geistige Leistungen, wie Problemlösen). Diese Funktionen sind häufig nicht beeinträchtigt und alltagstauglich. Dann ist kognitives Training dieser Bereiche unproblematisch möglich.

Da die eingeschränkten Gedächtnisleistungen häufig die Kernproblematik bei beginnender demenzieller Entwicklung darstellen, birgt das Gedächtnistraining die Gefahr der negativen Leistungsrückmeldung und kann Depressivität verstärken.

Falls im konkreten Fall jedoch eine oder mehrere andere kognitive Leistungsminderungen (Aufmerksamkeit, Denkvermögen, Problemlösen oder sprachliche Defizite) im Fokus stehen, sind für diese Bereiche negative Leistungsrückmeldungen gefährlich für die Trainierenden.

Das Training muss also mit angepasst niedrigen Anforderungen begonnen werden. Es sollen alle möglichen Hilfestellungen (beim Gedächtnistraining zum Beispiel ausführliche Einspeicherung und Gedächtnistechniken) angewandt werden, um Misserfolge zu vermeiden. Das Leistungsniveau muss kontinuierlich angepasst werden.

So können Erfolgserlebnisse durch kognitives Training das Selbstbewusstsein steigern.

Das kognitive Training hat einen positiven Effekt auf den Erhalt der kognitiven Leistungsfähigkeit bei beginnender demenzieller Entwicklung. Überdies wirkt kognitives Training auch bei unbeeinträchtigten Menschen neuroprotektiv und schützt in gewissen Grenzen vor einem kognitiven Abbau.

Es sollte zwei- bis dreimal pro Woche für jeweils ca. 30-45 Minuten trainiert werden.

Auch hier gilt: Die Übungen sollen Spaß machen. Es wird gezielt zwischen einfacheren Aufgaben (z. B. Aufmerksamkeit) und herausfordernden Übungen (z. B. Gedächtnis) abgewechselt.

Sie können online einige Übungen finden, zum Beispiel:

- https://freshminder.de/Demo.htm
- Oswald und Wilhelm: SimA®-basic-PC - Gedächtnistraining und Psychomotorik. 3., überarbeitete Auflage 2021 als „freeware" zur kostenlosen Nutzung verfügbar auf: https://www.demenzforschung-oswald.de/cd-basic/
- https://www.dmsg.de/ms-kognition/kognitive_uebungen.html
- https://www.matheaufgaben.net/mathe-online/

Kompensationsstrategien bei demenzieller Entwicklung

Die Kompensation der eingeschränkten kognitiven Funktionen unterstützt die Teilhabe trotz Leistungsminderungen. So nutzen viele Menschen Kompensation für nachlassende Sehkraft (Brille) oder nachlassendes Hörvermögen (Hörgeräte). Für den Bereich Gedächtnis werden externale Gedächtnishilfen als Kompensationsstrategien angewandt. Hier ist die Nutzung von Notizblock, Kalender und Smartphone zu nennen. Eine enorme Entlastung des Gedächtnisses stellt auch die Strukturierung von Informationen dar. Ordnung für die wichtigen Utensilien Schlüssel, Smartphone, Brille (immer am selben Ort) und Ordnung in Bereich Finanzen und im Behördenschriftverkehr ist sehr entlastend für das Gedächtnis. Vielen Menschen mit demenzieller Entwicklung hilft zum Beispiel ein Eingangsstempel (mit den Feldern „gelesen", „bearbeitet", „überwiesen") für eingehende Briefe.

Zusätzlich können auch Tipps zur Kompensation und Aufrechterhaltung der Aufmerksamkeit und Konzentration gegeben werden (Pausen, Nachfragen, Beseitigung von Störquellen).

Haben Sie weitere Ideen?

Folgende externale Gedächtnishilfen möchte ich ausprobieren:

5.4 Sitzung 4: Demenzielle Entwicklung und Behandlung

Alexandra Wuttke, Armin Scheurich, Katharina Geschke, Andreas Fellgiebel

Ziel der Sitzung ist es, die Dyaden in einem geschützten Rahmen professionell über das Störungsbild der Demenz sowie die Behandlungsmöglichkeiten aufzuklären. Dazu werden die Symptome, Ursachen und Behandlungsmöglichkeiten beschrieben, so dass ein realistisches Bild über die Demenz für die Dyaden entsteht. Die Dyaden sollen Raum haben, Fragen zu stellen und somit alle Informationen bekommen, die sie benötigen. Dies stellt die gemeinsame Ausgangslage dafür, zusammen an einer dyadischen Krankheitsbewältigung zu arbeiten.

5.4.1 Hintergrund für die Gruppenleitung

Es ist ratsam, diese Sitzung von einer Ärztin oder einem Arzt, z. B. von der Gedächtnisambulanz, leiten zu lassen. Die Gruppenleitung hat in dieser Sitzung eher eine moderierende Rolle. Sollte keine Ärztin bzw. kein Arzt verfügbar sein, kann die Gruppenleitung mit etwas Vorwissen ebenfalls diese Sitzung gut allein geben.

Die beiden Ratgeber „Demenz. Das Wichtigste“ sowie „Was kann ich tun?“ der Deutschen Alzheimer Gesellschaft e. V. können ideal das Handout dieser Sitzung ersetzen bzw. ergänzen. Beide Broschüren sind im dortigen Shop online kostenfrei verfügbar – entweder als PDF oder als Printversion. Es ist ratsam, allen Teilnehmenden der Gruppe je ein Exemplar zur Verfügung zu stellen.

https://shop.deutsche-alzheimer.de/broschueren/33/demenz-das-wichtigste

https://shop.deutsche-alzheimer.de/broschueren/32/was-kann-ich-tun

5.4.2 Ablauf

Die Gruppenleitung begrüßt die Teilnehmenden. Es erfolgt wie immer zunächst eine psychomotorische sowie kognitive Übungseinheit.

Auch wenn die Dyaden im Rahmen der Gedächtnisambulanz bereits über die Diagnose aufgeklärt wurden, so war dies häufig für sie eine stressige und aversiv besetzte Situation. Zudem treten einige Fragen erst später auf, so dass sich nun ein guter Zeitpunkt dafür findet, eine gemeinsame Basis für das Verständnis über die demenzielle Entwicklung und deren Behandlungsmöglichkeiten zu legen.

Die Gruppenleitung gibt daher zu Beginn der Sitzung einen kurzen Überblick über die Einteilungen, Definitionen und Unterschiede leichter kognitiver Störungen bei Demenz-Erkrankungen (wichtig: nachweisbare kognitive Beeinträchtigung, aber noch keine Alltagsrelevanz!), demenzieller Syndrome (Alltagsrelevanz!) und deren verschiedene Ursachen (Alzheimer-Krankheit, Lewy-Körperchen-Krankheit, vaskuläre Demenz, Frontotemporale Demenz).

Im Anschluss werden die Teilnehmenden gebeten, anhand des Arbeitsblattes Was ist eine Demenz? (Kapitel 5.4.4 – Materialien) zu notieren, welche Veränderungen bei ihnen bzw. ihrem Angehörigen zur Diagnostik geführt haben und welche Symptome es außer den Gedächtnisstörungen im Bereich des Verhaltens und der Stimmung gab.

Anhand der Notizen hierzu wird gemeinsam erarbeitet, dass es bei demenziellen Entwicklungen nicht nur Gedächtnisbeeinträchtigungen gibt, sondern auch so genannte nicht-kognitive und körperliche Symptome. Die Gruppenleitung schreibt die gesammelten Symptome der Teilnehmenden hiernach geordnet (kognitiv – nicht-kognitiv – körperlich) auf das Flipchart.

Im Anschluss wird über die Häufigkeit und den Verlauf von demenziellen Erkrankungen gesprochen. Es kann frei referiert werden, an das Flipchart geschrieben oder eine PowerPoint-Präsentation verwendet werden.

An dieser Stelle fragt die Gruppenleitung gezielt, ob bis hierhin Fragen bestehen. Es ist möglich, dass sich nach Risikofaktoren oder dem molekularbiologischen Geschehen im Gehirn (ß-Amyloid, TAU-Ablagerungen, Botenstoff-Mangel, Nervenzelluntergang) erkundigt wird. Die Gruppenleitung beantwortet die offenen Fragen verständlich.

Im zweiten Teil geht es um die Behandlung demenzieller Entwicklungen. Alle Teilnehmenden notieren für sich anhand des Arbeitsblattes Wie wird eine demenzielle Entwicklung behandelt? (Kapitel 5.4.4 – Materialien), was sie sich für eine gute Behandlung wünschen und was ihnen bislang im Umgang geholfen hat. Die Gruppenleitung regt danach einen Austausch in Zweier-Gruppen zu diesem Thema an.

Im Anschluss erfolgt ein edukativer Teil zur aktuellen leitliniengerechten nicht-medikamentösen Behandlung von demenziellen Erkrankungen. Hier ist es wichtig, auf die sekundär-präventiven Maßnahmen einzugehen: u. a. geistige und körperliche Aktivität (z. B. kognitive Stimulation, soziale Kontakte), Behandlung von kardiovaskulären Erkrankungen, Diabetes mellitus und Hypercholesterinämie, Anpassung an die demenzbedingten Veränderungen (z. B. Vorsorgeplanung, bedarfsgerechte Gestaltung der Wohnung und der Umwelt). Es wird hier schon ein Ausblick auf die Inhalte der folgenden Sitzungen gegeben. Bei detaillierten Fragen kann auf diese verwiesen werden. Darüber hinaus wird dargestellt, dass es spezifische nicht-medikamentöse Therapien, wie Ergo-, Physio- und Logopädie sowie neuropsychologische Therapie gibt und welche Indikationen für eine Verordnung vorliegen müssen.

Schließlich wird die aktuelle leitliniengerechte medikamentöse Behandlung von Demenz-Erkrankungen vorgestellt. Zum Zeitpunkt der Verfassung dieses Manuales waren lediglich Acetylcholinesterase-Hemmer (Donepezil, Galantamin, Rivastigmin) für die leicht- und mittelgradigen demenziellen Syndrome bei Alzheimer-Krankheit, Memantin für die mittel- bis schwergradigen demenziellen Syndrome bei Alzheimer-Krankheit und Rivastigmin für die Parkinson-Demenz in Deutschland zugelassen. Es gab jedoch Hinweise auf Wirksamkeit von Acetylcholinesterase-Hemmern bei der Lewy-Körperchen-Krankheit und bei der vaskulären Demenz und in den USA waren bereits erste Antikörpertherapien zugelassen. Aus diesem Grund muss die Gruppenleitung sich stets über Änderungen der Empfehlungen und Zulassungen informieren. Die Menschen mit demenzieller Entwicklung sollten sich in fachärztlicher und hausärztlicher Behandlung befinden. Die Hoffnung auf Heilung sollte ausgeräumt werden; weder Nahrungsergänzungsmittel, Gingko noch andere beworbene, selbst zu finanzierende Tabletten, Säfte oder Pulver konnten bislang ihre Wirkung wissenschaftlich ausreichend beweisen.

Bei Bedarf sollte auch über Medikamente zur Milderung von psychischen und Verhaltenssymptomen gesprochen werden. Es sollte klar der Nutzen und die Wirksamkeit von Antidepressiva bei depressiven Symptomen und gleichzeitig die Grenzen und möglichen Nebenwirkungen einer Behandlung mit Antipsychotika bei Verhaltensänderungen dargestellt werden. Es sollte auch hier der Nutzen von nicht-medikamentösen Therapien betont werden.

An dieser Stelle fragt die Gruppenleitung gezielt, ob Fragen bestehen, und beantwortet diese erneut verständlich.

Immer wieder kommen in dieser Sitzung auch Fragen zum Autofahren auf. Die Fahreignung ist bei beginnender demenzieller Entwicklung i. d. R. noch gegeben. Im Verlauf der Demenz ist aber eine individuelle Abklärung dringend zu empfehlen, z. B. durch eine Fahrverhaltensprobe auf der Straße durch eine fachkundige Person (Fahrschule; „Fahr-Fitness-Check“, Beratung und Fahrsicherheitstraining vom ADAC). Es kann auch eine Überprüfung der Fahreignung von Amts wegen bei der Führerscheinstelle („Fahrerlaubnisbehörde“) der Stadt oder der Gemeinde angemeldet werden. Dazu erfolgt eine kostenpflichtige Begutachtung durch die Medizinisch-Psychologische Untersuchungsstelle des TÜV, welche auch ohne die Führerscheinstelle in Auftrag gegeben werden kann. Bei Schadensverursachung kann die Kfz-Haftpflichtversicherung sich einen Teil des Schadens ersetzen lassen oder Angehörige aufgrund von Aufsichtspflichtverletzung haftbar gemacht werden. Zudem ist eine Gefährdung des Straßenverkehrs strafbar.

5.4.3 Herausforderungen

Die Informationen in dieser Sitzung müssen verständlich dargestellt werden. Hierbei können teilweise molekularbiologische Abläufe auch vereinfacht erklärt werden. Die Gruppenleitung sollte ausreichend Raum für Fragen lassen.

Dyaden, die gegen die Demenz ankämpfen, stellen viele Fragen in Richtung Heilung (z. B. durch Nahrungsergänzungsmittel, über die sie im Internet gelesen haben). Die Fragen werden validiert und gleichzeitig wird darauf hinweisen, dass es wichtig ist, verlässliche Informationsquellen zu nutzen, da es auch eine große

Industrie gibt, die mit Hoffnungen und Sorgen Geld verdient (z. B. durch teure Nahrungsergänzungsmittel, für die die wissenschaftliche Evidenz fehlt).

In der Bevölkerung und im Internet sind viele Fehlinformation weit verbreitet und es ist für Laien schwierig, richtige und wissenschaftlich belegte Antworten zu finden. Hier kann auf die nächste Sitzung verwiesen werden, in der eine umfängliche Link-Sammlung zu verlässlichen Informationsquellen und Webseiten gegeben wird.

5.4.4 Materialien

Die Materialien dieses Buches stehen Ihnen auch unter https://www.medhochzwei-verlag.de/Werke/FRIDA kostenfrei zum Download zur Verfügung.

zum Download

Was ist eine Demenz?

Denken Sie kurz nach und notieren Sie Ihre Gedanken.
Welche Veränderungen haben Sie an sich bzw. Ihrem Angehörigen bemerkt, bevor Sie zur weiteren Diagnostik in fachärztliche Behandlung gekommen sind?
Was ist Ihnen im Bereich des Gedächtnisses aufgefallen? Gab es Veränderungen im Verhalten? Gab es Veränderungen in der Stimmung?

Leichte kognitive Störung bei Demenz-Erkrankung:

Es liegt eine nachweisbare (quantifizierbare), neue (erworbene) kognitive Störung im Vergleich zur Alters- und Bildungsnorm vor. Die Person ist jedoch in ihrem Alltag hierdurch (noch) nicht relevant beeinträchtigt. In weiteren Untersuchungen (u. a. Kernspintomographie (cMRT), Nervenwasser (Liquor), Positronenemissionstomographie (PET)) wurden deutliche Hinweise auf eine Demenz-Erkrankung gesehen. Es ist sehr wahrscheinlich, dass die kognitive Störung in den nächsten Monaten oder Jahren fortschreitet und zu einer Demenz wird.

Demenz:

Bei einem demenziellen Syndrom bzw. einer Demenz führt die kognitive Störung dazu, dass die Person in ihrem Alltag beeinträchtigt ist und in einem oder mehreren Bereichen Unterstützung benötigt (Alltagsrelevanz).

Ursachen für leichte kognitive Störungen und Demenzen können sein: Alzheimer-Krankheit, Lewy-Körperchen-Krankheit, vaskuläre Demenz, Frontotemporale Demenz. Es sind ausgedehnte Abschnitte der Hirnrinde, die für kognitive Funktionen, Verhalten oder Persönlichkeit zuständig sind, geschädigt oder wichtige Verbindungsbahnen zwischen solchen Abschnitten unterbrochen. Eine frühe und ausführliche Diagnostik ist wichtig, da in seltenen Fällen andere behebbare Ursachen vorliegen können.

Symptome:

- Kognitiv: Störungen in Gedächtnis, Aufmerksamkeit, Sprache, Auffassungsgabe, Denkvermögen, planerisches Vorgehen, Orientierungssinn, räumliche Leistungen u. a.
- Nicht-kognitiv: Veränderungen von Sozialverhalten, Persönlichkeit, Antrieb, Stimmung u. a.
- Körperlich: Sprech-, Schluck- und Gangstörungen u. a.

Häufigkeit:

- In Deutschland leben etwa 1,8 Millionen Menschen mit einer demenziellen Erkrankung.
- In der Gruppe der Menschen über 65 Jahre beträgt die Häufigkeit von Demenzen ca. 10 %; bei den 65-70-Jährigen 1,6 % und bei den 90-94-Jährigen 41,0 % (Risikofaktor: Alter).
- Die häufigste Ursache ist die Alzheimer-Krankheit.

Verlauf der Demenz-Erkrankungen:

- Prodromal: leichte kognitive Störung, keine Alltagsrelevanz
- Leichtgradig: selbstständige Lebensführung geringgradig eingeschränkt, gewohnte Tätigkeiten können ausgeübt werden, Unterstützungsbedarf bei anspruchsvollen

Tätigkeiten, häufig Gedächtnisschwierigkeiten im Vordergrund, Wortfindungsstörungen
- Mittelgradig: selbstständige Lebensführung eingeschränkt, Unterstützungsbedarf bei Tätigkeiten und Selbstversorgung, das Altgedächtnis verblasst, sprachliche Kommunikation wird schwieriger, zeitliche und örtliche Orientierung verschlechtert sich, Verhaltensänderungen treten auf, auf emotionale (z. B. Musik) sowie eingeübte (z. B. Lieder, Gedichte) Gedächtnisinhalte kann zurückgegriffen werden
- Schwergradig: vollständige Abhängigkeit bei der grundlegenden Körperpflege, schwere Gedächtnisstörungen und Orientierungslosigkeit, ggf. Harn- und Stuhlinkontinenz

Im Durchschnitt beträgt die Lebenserwartung nach dem Zeitpunkt der Diagnose sieben Jahre, bzw. nach Beginn der Symptome zehn Jahre.

Wie wird eine demenzielle Entwicklung behandelt?

Denken Sie kurz nach und notieren Sie Ihre Gedanken.
Was wünschen Sie sich für eine gute Behandlung der demenziellen Entwicklung?
Was hilft Ihnen bislang im Umgang mit den Symptomen der demenziellen Entwicklung?

Was sind wichtige Schritte nach der Diagnosestellung?

- Stellen Sie eine gute psychosoziale und medikamentöse Versorgung sicher. Lassen Sie sich beraten. Gehen Sie regelmäßig zur haus- und fachärztlichen Behandlung.
- Nutzen Sie die Chancen, die die Gewissheit der Diagnose mit sich bringt: Besprechen Sie gemeinsam Wünsche zur Lebensgestaltung. Besprechen Sie, was Ihnen wichtig ist (Interessen und Vorlieben, die Sie sich bewahren möchten) und stellen Sie die Weichen für eine gute Versorgung in späteren Stadien (Vorsorgeplanung).
- Ermöglichen Sie Mobilität, wenn die Fähigkeit zum sicheren Autofahren nicht mehr gegeben ist. Planen Sie frühzeitig Alternativen ein.
- Besprechen Sie, wie offen Sie mit der Diagnose im Bekannten- und Freundeskreis umgehen wollen.

Behandlungsmöglichkeiten der Demenz

- Nicht-medikamentöse Behandlungen
- Medikamente zur Aufrechterhaltung von kognitiven Leistungen und Alltagsfähigkeiten („Antidementiva“) bei bestimmten Ursachen der demenziellen Entwicklung
- Medikamente zur Milderung von psychischen und Verhaltenssymptomen („Antidepressiva“ und „Antipsychotika“)

5.5 Sitzung 5: Vorsorge- und Unterstützungsmöglichkeiten

Alice Urbacki

Ziel der Sitzung ist es, die teilnehmenden Dyaden über die vorhandenen Unterstützungs- und Entlastungangebote und die Zugangswege zu informieren. Bei der Vermittlung der Informationen in dieser Sitzung stehen ein möglichst selbstständiges Leben sowie die Teilhabe und Selbstbestimmung der Menschen mit demenzieller Entwicklung und deren Angehörigen im Fokus. Den Dyaden wird ersichtlich, dass sie mit ihren Gedanken nicht allein sind und verschiedene Präventionsmöglichkeiten zum Erhalt der eigenen Gesundheit existieren. Entscheidend ist, dass Angehörige die eigene Gesundheit im Blick behalten und sich selbst – dem Menschen mit demenzieller Entwicklung zuliebe – nicht vernachlässigen.

Das Ziel ist, die Scheu vor externen Hilfen abzubauen und mit anderen Menschen über Unterstützungs- und Entlastungangebote sprechen zu können. Je früher sich die Menschen mit demenzieller Entwicklung und deren Angehörige mit dieser Thematik beschäftigen, desto mehr Einfluss und Selbstbestimmungsfähigkeit haben sie im fortgeschrittenen Stadium der Demenz. Die Dringlichkeit des Vorsorgens soll bewusst gemacht werden, so dass die Dyaden sich zu Hause über Wünsche und Vorstellungen austauschen und notwendige Schritte in die Wege leiten können.

5.5.1 Hintergrund für die Gruppenleitung

Das Besondere in dieser Sitzung ist, dass die Informationen durch Mitarbeitende des Sozialdienstes vermittelt werden und diese die Dyaden in der Regel nicht kennen. Da den Dyaden die Gruppenleitung von den vorherigen Sitzungen vertraut ist, ist es vorteilhaft, wenn diese die Sitzung begleitet und moderiert. Ein Austausch zwischen dem Sozialdienst und der Gruppenleitung über die Herkunft, den Wohnort und die Interessenschwerpunkte der teilnehmenden Dyaden erfolgt im Vorfeld. Zu berücksichtigen ist der aktuelle Wissensstand der Dyaden über die Unterstützungsmöglichkeiten. Trotz der Kürze der Sitzung ist es relevant, ein möglichst breites Themenspektrum abzudecken. Die Einbeziehung aller Dyaden und – falls nötig – das Aussprechen von Empfehlungen für nächste Schritte ist Aufgabe der Sozialdienstmitarbeitenden.

Da sich hinsichtlich der verschiedenen Versorgungsmöglichkeiten, der Unterstützungsmöglichkeiten durch Kranken- und Pflegeversicherung (Pflegereformen) und der rechtlichen Aspekte jederzeit Änderungen ergeben können, ist es auch Aufgabe der Gruppenleitung, diese Änderungen zu berücksichtigen und auf Aktualität der ausgehändigten Broschüren zu achten. Auch wenn die Mitarbeitenden des Sozialdienstes Expertinnen und Experten auf diesem Gebiet sind, so ist es ratsam, dass auch die Gruppenleitung sich regelmäßig die Arbeitsmaterialien anschaut und die Aktualität der Webseiten überprüft und gegebenenfalls anpasst. Nach der Sitzung haben die Dyaden je nach Gegebenheiten nicht mehr die

Möglichkeit, die Mitarbeitenden des Sozialdienstes zu kontaktieren (falls doch: Kontaktdaten aushändigen). Gleichzeitig verspüren viele noch Hemmungen, die Pflegestützpunkte zu kontaktieren. Aus diesem Grund sollte die Gruppenleitung in der nächsten Sitzung offen gebliebene Fragen klären und die Dyaden an entsprechende Beratungsstellen weiterleiten.

5.5.2 Ablauf

Nach der psychomotorischen sowie kognitiven Übungseinheit, angewiesen durch die Gruppenleitung, stellen die Mitarbeitenden des Sozialdienstes sich selbst und das Thema der heutigen Sitzung vor. Es wird angeboten, die Informationen der Präsentation (Flipchart oder PowerPoint-Präsentation) im Nachgang an die Dyaden zu versenden, sodass diese die Möglichkeit haben, sich auf die Ausführungen zu konzentrieren und nicht mitschreiben müssen. Auf Tischen, die sich im seitlichen oder hinteren Bereich des Raumes befinden, werden aktuelle Broschüren, Flyer regionaler Anlaufstellen und Angebote in ausgedruckter Form sowie Vorsorgevollmacht-Vorlagen für alle Dyaden hinterlegt. Sofern der Wohnort der Dyaden bekannt ist und abweicht von dem Standort der Gruppe, recherchieren die Mitarbeitenden des Sozialdienstes dortige regionale Angebote im Vorfeld und händigen diese nach der Stunde an die Dyaden aus.

Es ist sinnvoll, zunächst die vorhandenen Unterstützungsmöglichkeiten vorzustellen. Wegen der Vielzahl der verschiedenen Angebote möchten sich viele Dyaden zunächst unverbindlich einen Überblick über die für sie infrage kommenden Angebote verschaffen. Wichtig ist klarzustellen, dass jede und jeder ein Recht darauf hat, Beratungsstellen zu kontaktieren und Hilfen in Anspruch zu nehmen. Da Demenzerkrankungen fortschreitend sind, ist davon auszugehen, dass sich der Unterstützungsbedarf im Lauf der Zeit erhöhen wird. Somit ist es empfehlenswert, den Dyaden alle Informationen und Handouts für die Zukunft mitzugeben und zu erklären, wo sie bei Bedarf nachschauen und welche Beratungsstellen sie kontaktieren können.

Gerade im Anfangsstadium der Demenz sehen sich die Menschen mit demenzieller Entwicklung nicht als „pflegebedürftig“ und lehnen aufgrund der Begrifflichkeiten viele Angebote ab, da diese häufig auf Menschen in fortgeschrittenen Stadien spezialisiert sind. Dennoch ist es essenziell, die Möglichkeiten zu kennen und über diese Themen und die Zugangsmöglichkeiten zu sprechen, um frühzeitig die Zukunftsvorstellungen im Hinblick auf die Wohn- und Versorgungssituation vorbereiten zu können. Aufklärung und konkrete Informationsgabe erleichtern den Einstieg in dieses Thema und bauen Vorurteile ab.

Auch wenn der Mensch mit demenzieller Entwicklung so lange wie möglich miteinbezogen werden soll, hilft die Vorsorge den Angehörigen im Verlauf der Demenz, Entscheidungen zu treffen, wenn der Mensch mit demenzieller Entwicklung dazu nicht mehr in der Lage ist. Die Berührungsängste, Zweifel und Sorgen hinsichtlich der Kommunikation über diese Themen werden durch den Austausch mit Menschen, die sich in ähnlichen Situationen befinden, oftmals abgebaut, weshalb diese Sitzung auch dem Erfahrungs- und Informationsaustausch dient. Mit der Zeit entsteht ein Vertrauensverhältnis unter den Dyaden, so dass Sorgen geteilt werden und über verschiedene gute und schlechte Erfahrungen gesprochen und voneinander profitiert wird. Während der Sitzung werden einerseits die Ratschläge des Sozialdienstes, andererseits die der Dyaden diskutiert und individuell auf die jeweilige Situation und auf die Bedarfe angepasst.

Intensiv besprochen werden zum einen die rechtlichen Aspekte, die Möglichkeiten der Unterstützungen durch Kranken- und Pflegeversicherungen und die ambulanten Anlaufstellen – insbesondere die Pflegestützpunkte. Die Dyaden dürfen jederzeit Fragen stellen und diskutieren. Auch die Gruppenleitung kann die Dyaden ermutigen, Fragen zu stellen oder selbst Themen einzubringen. Dadurch wird diese Sitzung interaktiver, es entstehen wertvolle Gespräche und die Hemmschwelle, Fragen zu stellen, sinkt.

In Kapitel 5.5.4 – Materialien finden sich zwei Arbeitsblätter, die im Wesentlichen die Themen kurz und präzise darstellen. Das erste Arbeitsblatt ist wie ein Nachschlagewerk aufgebaut. Die jeweiligen Begriffe werden dort erläutert, so dass die Dyaden sich nach der Sitzung intensiver mit den Informationen beschäftigen und sich an Anlaufstellen wenden können, insofern sie ein für sie zutreffendes Angebot finden. Das zweite Arbeitsblatt stellt eine Sammlung nützlicher Links, Adressen und Informationen dar. Mit diesen Links können sich die Mitarbeitenden des Sozialdienstes auf die Sitzung vorbereiten und alle notwendigen Informationen einholen. Die Dyaden können sich zu Hause intensiver mit der Thematik beschäftigen, die sie interessiert.

5.5.3 Herausforderungen

In dieser Sitzung erhalten die Menschen mit demenzieller Entwicklung und deren Angehörige sehr viele Informationen und sind häufig überfordert aufgrund der Vielzahl an Angeboten. Häufig sind sie auch emotional aufgewühlt, da aufgezeigt wird, inwiefern sich der gesundheitliche Zustand in kurzer Zeit verändern und dann Betreuungs- und Unterstützungsbedarf notwendig werden kann.

Der Austausch der Dyaden untereinander und die Beantwortung der Fragen durch die Sozialdienstmitarbeitenden erfordern eine gute Gesprächsführung, Empathie und Feingefühl. Besonders bei den Formulierungen und der Vermittlung der emotional aufwühlenden Themen ist es empfehlenswert, sich so einfach und knapp wie möglich auszudrücken und bestimmte Begriffe zu vermeiden – ohne die Situation zu beschönigen.

Bei dem Begriff „pflegende Angehörige“ denken viele Menschen an die (körperliche) Pflege im engeren Sinne. Dadurch fühlen sich die teilnehmenden Angehörigen teilweise nicht angesprochen. Die Menschen mit demenzieller Entwicklung können ihren Alltag oft noch eigenständig bewältigen und sehen sich nicht als „Pflegefall". Von daher ist es für die Mitarbeitenden des Sozialdienstes herausfordernd, die Teilnehmenden davon zu überzeugen, offen zu sein und sich in dieser Sitzung mit der Thematik zu beschäftigen und die Informationen dennoch als hilfreich einzuordnen, auch wenn sie gegebenenfalls erst im späteren Verlauf der Demenz davon Gebrauch machen.

Bei den Dyaden in der Gruppe wurde erst vor kurzem die Diagnose einer demenziellen Entwicklung gestellt und sie stehen vor einer Reihe von Fragen. Die Aufklärung über die Möglichkeiten der Unterstützung sollte zeitnah erfolgen. Zweifel können vorweggenommen werden, indem die Gruppenleitung bzw. die Mitarbeitenden des Sozialdienstes zum Beispiel sagen: „Bei dem Begriff pflegende Angehörige fühlen Sie sich vielleicht nicht gleich angesprochen. Oft höre ich, dass man das erst wäre, sobald man körperlich eingebunden ist. Aber unser Verständnis von Pflege beginnt schon, wenn man für jemanden mitdenken muss." Bei dieser Erläuterung fühlt sich der Großteil der teilnehmenden Angehörigen angesprochen. Die Herausforderung der Sitzung besteht also darin, die Gruppe zu motivieren, sich präventiv und so früh wie möglich mit den inhaltlichen Elementen auseinanderzusetzen und vor allem die rechtlichen Schritte, wie die Vorsorgevollmacht und die Patientenverfügung, in die Wege zu leiten.

Da demenzielle Entwicklungen progredient sind und es sich um einen schleichenden Prozess handelt, werden im Verlauf der Demenz Beeinträchtigungen im Alltag sichtbar, die zum aktuellen Zeitpunkt keine Überforderung darstellen. Sobald eine eingeschränkte Alltagskompetenz vorliegt, profitieren die Dyaden von der Sitzung. Im Vergleich zu den anderen Sitzungen des Gruppenprogramms ist diese Sitzung konfrontativ und weniger interaktiv. Dennoch ist es relevant, die Dyaden miteinzubeziehen, anzusprechen und jederzeit die Möglichkeit zu geben, Fragen zu stellen. So wird auch den Dyaden, die sich nicht aktiv an der Gruppe beteiligen und eher introvertiert sind, die Möglichkeit gegeben, ihren Bedarf miteinzubringen und zu klären.

Flugzeugmetapher

(aus: Zimmermann, Wuttke und Ditzen 2023)

Im Rahmen der Sicherheitshinweise bei einem Flug erklärt das Kabinenpersonal, dass im Falle eines Druckabfalls Sauerstoffmasken von der Decke kommen. Fragen Sie mal in die Runde, wem man die Maske zuerst aufsetzen sollte? Angehörige sagen überproportional häufig „Natürlich meiner Frau / meinem Mann." Hier kann man dyadisch erarbeiten, dass dies bedeuten würde, dass einem selbst die Luft ausgeht und man dann seiner Frau / seinem Mann nicht mehr helfen könnte. Auch die Menschen mit demenzieller Entwicklung können hier formulieren, dass sie das für ihren Angehörigen nicht möchten.

Die „Pflege" eines Angehörigen kostet zum einen körperliche und zum anderen auch psychische Kraft. Entlastung der Angehörigen und regelmäßige Auszeiten sind daher relevant, um selbst gesund zu bleiben und die erforderliche Kraft für die Betreuung und Pflege aufbringen zu können. Daher sollten die Dyaden motiviert werden, so viele Angebote wie möglich wahrzunehmen und sich auch von ihrer Kranken- und Pflegekasse über Pflegeleistungen beraten zu lassen und diese niederschwellig zu beantragen.

5.5.4 Materialien

Die Materialien dieses Buches stehen Ihnen auch unter https://www.medhochzwei-verlag.de/Werke/FRIDA kostenfrei zum Download zur Verfügung.

zum Download

Begriffserläuterungen – Was ist was?

Pflegestützpunkte, Compass Pflegeberatung

Die Pflegestützpunkte sind eine erste Anlaufstelle für ältere, behinderte und pflegebedürftige Menschen und deren Angehörige. Sie informieren und beraten kostenfrei und vertraulich über regionale und relevante Unterstützungsmöglichkeiten und koordinieren bei Bedarf die notwendigen Hilfen. Des Weiteren vermitteln die Pflegestützpunkte an zuständige Beratungsstellen. Pflegestützpunkte werden von den Kranken- und Pflegekassen auf Initiative eines Bundeslandes eingerichtet und sind zuständig für gesetzlich krankenversicherte Menschen. Die Compass Pflegeberatung berät privat versicherte Menschen rund um das Thema Pflege.

Beratungsstellen für Menschen mit einer Demenzerkrankung

Beratungsstellen informieren über die demenziellen Entwicklungen und verschiedene Unterstützungsangebote. Die Pflegestützpunkte informieren sowohl über wohnortnahe Beratungsstellen als auch über Beratungs- und Koordinierungsstellen. Der Verband der Ersatzkassen e. V. (vdek) betreibt ein Suchportal für Pflegeangebote im gesamten Bundesgebiet. Angezeigt werden Kontaktdaten von wohnortnahen Beratungsstellen, Pflegestützpunkten sowie ambulanten und stationären Einrichtungen. Inzwischen gibt es immer mehr Beratungsstellen, die sich auf Menschen mit Neugedächtnisstörungen oder einer beginnenden Demenz spezialisiert haben.

Pflegetelefon

Das Pflegetelefon des Bundesfamilienministeriums ist seit 2011 ein bundesweites Angebot für Ratsuchende hinsichtlich der Themen Pflege und Hilfe im Alter.

Die Telefonnummer lautet: 030 2017 9131.

Schulungen für Angehörige von Menschen mit Demenz

In speziellen Schulungen erhalten Angehörige und Interessierte erste Informationen zur Demenz, zu möglichen Ansprechpartnerinnen und -partnern sowie Hinweise im Umgang mit Menschen mit demenzieller Entwicklung. Die Schulungen werden von fachlich qualifizierten Referentinnen und Referenten durchgeführt und finden in Präsenz oder online statt. Einige Krankenkassen bieten Online-Selbsthilfeprogramme an, um die seelische Gesundheit von Angehörigen zu stärken. Die Kosten werden in der Regel von der Pflegekasse übernommen. Manche Anbieter betreuen in der Zeit der Schulung die Menschen mit demenzieller Entwicklung.

Angehörigengruppe (mit und ohne Menschen mit Demenz, Selbsthilfe für Betroffene und Angehörige)

Auf der Internetseite der Deutschen Alzheimer Gesellschaft e. V. werden Beratungsstellen, Selbsthilfegruppen für Menschen mit demenzieller Entwicklung als auch Angehörigengesprächsgruppen in der Umgebung angezeigt. Einige Angebote richten sich speziell an Paare. Einige Bundesländer bieten auch Selbsthilfegruppen für Menschen mit demenzieller Entwicklung vor dem Rentenalter an. Der Besuch dieser Gruppen ist in der Regel unverbindlich und kostenlos.

Reha-Angebote für pflegende Angehörige und Menschen mit Demenz

Eine medizinische Rehabilitation, auch „Reha" (früher „Kur") genannt, soll die Folgen einer Krankheit mindern und den Erkrankten ein größeres Maß an Teilhabe ermöglichen. Außerdem dient eine Rehabilitation der Möglichkeit, die Gesundheit der Pflegepersonen zu stärken und Krankheiten vorzubeugen. Es gibt Vorsorgekuren für pflegende Angehörige aber auch Reha-Angebote für Menschen mit einer demenziellen Entwicklung. Im frühen und mittleren Stadium profitieren auch Menschen mit Demenz und deren Angehörige von einer Rehabilitation.

Es gibt ambulante und stationäre Rehabilitationsformen. Einige Kliniken nehmen Begleitpersonen mit auf, haben spezielle Konzepte und sind erfahren im Umgang mit Menschen mit Demenz. Beantragen können Versicherte eine Rehabilitation mit ihrer Ärztin bzw. ihrem Arzt. Kostenträger ist die Rentenversicherung oder die gesetzliche Krankenkasse. Bei einer Ablehnung ist zu empfehlen, einen Widerspruch einzulegen. Bei der Formulierung des Widerspruches unterstützen regionale Beratungsstellen wie die Pflegestützpunkte.

Freistellung von der Arbeit für pflegende Angehörige (Pflegezeitgesetz und Familienpflegezeitgesetz)

Die Pflege eines Angehörigen muss oftmals mit einer Berufstätigkeit vereinbart werden. Wenn Zeit für die Organisation oder Sicherstellung einer akuten Pflegesituation benötigt wird, besteht die Möglichkeit, bis zu zehn Arbeitstage ohne Ankündigungsfrist der Arbeit fernzubleiben – unabhängig von der Anzahl der Mitarbeitenden des Betriebes (kurzzeitige Arbeitsverhinderung). In dieser Zeit erfolgt keine Entgeltfortzahlung. Das Pflegeunterstützungsgeld ist eine Entgeltersatzleistung und wird nach Eintreten der akuten Pflegesituation unter Vorlage einer ärztlichen Bescheinigung bei der Pflegekasse des Versicherten beantragt.

Beschäftigte in Betrieben mit mehr als 15 Mitarbeitenden haben die Möglichkeit, bis zu sechs Monate ganz oder teilweise aus dem Beruf auszusteigen, um einen pflegebedürftigen nahen Angehörigen (mindestens Pflegegrad 1) in häuslicher Umgebung zu pflegen (Pflegezeit). Auch hier erfolgt keine Entgeltfortzahlung. Die Pflegezeitnehmenden haben Anspruch auf ein zinsloses Darlehen vom Bundesamt für Familie und zivilgesellschaftliche Aufgaben.

Pflegende Angehörige können außerdem für maximal zwei Jahre ihre Arbeitszeit auf bis zu 15 Stunden reduzieren. Dies gilt in Betrieben mit mindestens 25 Mitarbeitenden (Familienpflegezeitgesetz). Die Pflegeversicherung berät ausführlich zu dieser Thematik.

Ambulante Pflegedienste

Pflegedienste unterstützen Menschen, die pflegebedürftig und auf Betreuung angewiesen sind, und ermöglichen einen Verbleib in der eigenen Wohnung. Bei Bedarf übernehmen sie die Grund- und Körperpflege, helfen beim Toilettengang, beim An- und Ausziehen und führen die medizinische Behandlungspflege wie Verbandswechsel oder das Richten oder Geben der Medikamente durch. Finanziert werden sie über die Pflegesachleistungen. Abhängig vom Bedarf und der Häufigkeit der Einsätze kann ein zu bezahlender Eigenanteil entstehen.

Stundenweise Betreuungsangebote (Alltagsbetreuung, Haushaltshilfe)

Stundenweise Betreuungsangebote werden von ambulanten Pflegediensten und sogenannten niedrigschwelligen Anbietern durchgeführt. Die Betreuung kann das Gesellschaftleisten, Aktivieren, Beschäftigen und Beaufsichtigen umfassen. Seit 2015 können auch Hilfen im hauswirtschaftlichen Bereich oder Begleitungsangebote genutzt werden. Die Abrechnung erfolgt ebenfalls über die Pflegeversicherung. Die Pflegestützpunkte informieren über die Anbieter in der Umgebung.

Seniorenangebote und Stadtteiltreffen

In vielen Städten besteht die Möglichkeit, Seniorenangebote zu besuchen. Über diese und auch über Tagesstätten (für Menschen mit und ohne demenzielle Entwicklung) informieren die Pflegestützpunkte und Sozialstationen.

Tagespflege oder Betreuungsgruppen

In vielen Städten gibt es teilstationäre Pflege- und Betreuungsangebote. Diese dienen der stundenweisen Entlastung der Angehörigen und können zusätzlich zur ambulanten Pflege in Anspruch genommen und von der Pflegeversicherung bezuschusst werden. Einige Anbieter verfügen über einen Fahrdienst, der die zu betreuenden Menschen morgens abholt und am Nachmittag wieder nach Hause fährt. Die Tagespflege kann auch nur an einzelnen Tagen besucht werden.

Viele regionale Anbieter betreiben Betreuungsgruppen, auch Demenz-Cafés genannt. Freiwillig geschulte Helfende sowie ausgebildete Fachkräfte betreuen einmal oder mehrmals wöchentlich einige Stunden pro Tag die Menschen mit Demenz. Diese Angebote können ebenfalls mit der Pflegeversicherung über den Entlastungsbetrag abgerechnet werden.

24-Stunden-Betreuung

Ist das Leben ohne eine engmaschige Betreuung im häuslichen Umfeld nicht mehr möglich und ein Umzug ins Pflegeheim nicht erwünscht oder erforderlich, können Vermittlungsagenturen zu einer Betreuungsperson oder Haushaltshilfe aus dem In- oder Ausland verhelfen. Essenziell ist die Gewährleistung der Finanzierung und das Erfüllen der Voraussetzungen, wie z. B. ein eigenes Zimmer, Internetanschluss und freie Tage. An den freien Tagen der Betreuungsperson können die Tagespflege oder ambulante Hilfen in Anspruch genommen werden.

Hausnotruf und Essen auf Rädern, Essen in Gemeinschaft

Ein Hausnotrufgerät ist ein Zusatzgerät für das Telefon und kann beispielsweise bei den Johannitern oder bei den Maltesern bestellt werden. Alleinlebende und sturzgefährdete Menschen können davon profitieren. Der Sender ist am Handgelenk oder an einem Band um den Hals befestigt und löst beim Betätigen einen Notruf aus. Die angegebene Kontaktperson und der Rettungsdienst werden informiert. Die Anbieter erheben eine einmalige Anschlussgebühr und eine Monatsgebühr. Beim Amt für soziale Leistungen und von der Pflegeversicherung erhält man unter bestimmten Voraussetzungen finanzielle Unterstützung.

Das Essen auf Rädern ist ein Angebot für Menschen im häuslichen Umfeld. Entsprechende Anbieter liefern warme oder tiefgefrorene Kost, auch am Wochenende. Eine Auswahl der Gerichte ist in der Regel gegeben. Einige stationäre Einrichtungen oder Stadtteiltreffs bieten ebenfalls einen Mittagstisch und das Essen in Gemeinschaft an. Ausgewählte Supermärkte liefern Lebensmittel bei Bedarf nach Hause. In manchen Bundesländern hilft auch die Nachbarschaftshilfe.

Hilfsmittel und Wohnraumanpassung

Teilweise reichen kleine Änderungen der Wohnung aus, um den Bedürfnissen der Menschen mit einer demenziellen Entwicklung gerecht zu werden und ihnen das eigenständige Leben in der Wohnung zu erleichtern. Bezüglich Hilfsmitteln, wie einem Toilettenstuhl oder einem Pflegebett, und Wohnraumanpassungen können qualifizierte Beratungsstellen oder Pflegestützpunkte bedarfsgerecht unterstützen und führen teilweise Hausbesuche durch. Finanzielle Unterstützung gibt es bei vorliegenden Voraussetzungen von den Kranken- und Pflegeversicherungen, beim Sozialamt oder auch im Rahmen der Wohnungsbauförderung einiger Bundesländer.

Stationäre Einrichtungen für pflegebedürftige Menschen mit Demenz (WGs, Pflegeheime)

Kann die Versorgung der pflegebedürftigen Menschen nicht mehr im häuslichen Umfeld gewährleistet werden, ist ein Umzug in eine stationäre Einrichtung zu organisieren. Pflegeheime nehmen zur Kurz- und Langzeitpflege auf. Die Pflege- und Betreuungskosten müssen bei der Pflegeversicherung beantragt und von dieser bezuschusst werden. Der Eigenanteil setzt sich zusammen aus den Kosten für Pflege und Betreuung, Unterkunft und Verpflegung sowie Investitionskosten. Neben Pflegeheimen gibt es Wohngemeinschaften für ältere Menschen, aber auch speziell für Menschen mit einer demenziellen Entwicklung. Darüber hinaus bietet das „Betreute Wohnen" eine Alternative zum Wohnen in der eigenen Wohnung. Dort sind die Menschen relativ selbstständig, haben aber die Möglichkeit, in Gesellschaft zu sein, gemeinsamen zu essen und an den Freizeitangeboten der Wohnanlage teilzunehmen. Die Wohnungen sind barrierefrei und mit einem Hausnotrufsystem ausgestattet. Alle anderen Leistungen müssen, wie in der eigenen Wohnung, auf eigene Kosten hinzugebucht werden.

Pflegestärkungsgesetz

Fünf Pflegegrade lösen seit dem 01.07.2017 die ehemaligen drei Pflegestufen ab. Die Pflegebedürftigkeit richtet sich nach sechs Modulen. Diese werden unter dem Begriff „Einstufung in einen Pflegegrad / Module" erläutert. Anhand eines Fragenkataloges überprüft der Medizinische Dienst die vorhandene Selbstständigkeit und den individuellen Unterstützungsbedarf. Die Einstufung ist seitdem nicht mehr abhängig von dem zeitlichen Aufwand der Betreuung, sondern vom tatsächlichen Unterstützungsbedarf im Alltag. Die geistigen und psychischen Erkrankungen werden nun genauso wie die körperlichen Beeinträchtigungen in die Begutachtung eingerechnet. Je höher der Pflegegrad ist, desto stärker ist die Selbstständigkeit beeinträchtigt. Der finanzielle Zuschuss der Pflegekassen für ambulante und stationäre Unterstützungsangebote hat sich seit der Umstellung von Pflegestufen auf Pflegegrade erhöht.

Einstufung in einen Pflegegrad / Module

Bei der Einstufung in einen Pflegegrad werden sechs Module berücksichtigt: 1. „Mobilität", wie z. B. die Fortbewegung und das Treppensteigen innerhalb des Wohnbereiches; 2. „kognitive und kommunikative Fähigkeiten", wie die örtliche und zeitliche Orientierung; 3. „Verhaltensweisen und psychische Problemlagen", wie z. B. nächtliche Unruhe, eigen- oder fremdgefährdendes Verhalten; 4. „Selbstversorgung", wie z. B. die Körperpflege oder das Zubereiten und Einnehmen von Mahlzeiten; 5. „Selbständigkeit mit der Behandlung einer Krankheit und der entsprechenden Therapie", wie z. B. dem Wahrnehmen von Arztbesuchen; 6. „Gestaltung des Alltagslebens und sozialer Kontakte", wie das Aufrechterhalten von Beschäftigung und sozialer Kontakte.

Das Modul 4 „Selbstversorgung" beeinflusst das Endergebnis mit 40 % am stärksten. Insofern die Beeinträchtigungen stärker ausgeprägt sind als bei der letzten Begutachtung, kann die betroffene Person oder deren rechtliche Vertretung einen Antrag auf Höherstufung bei der Pflegekasse stellen.

Pflegegrade

Je höher der Pflegegrad ist, desto höher ist der finanzielle Zuschuss der Pflegeversicherung. Einen Antrag auf einen Pflegegrad können Versicherte mündlich oder schriftlich bei der Pflegekasse anfordern. Die Pflegekasse hat ihren Sitz bei der individuell zuständigen Krankenkasse. Diese sendet die Unterlagen zum Antrag per Post. Beim Ausfüllen der Unterlagen besteht die Möglichkeit, eine Beratungsstelle oder einen Pflegestützpunkt um Unterstützung zu bitten.

Die Pflegekasse leitet den Antrag an den Medizinischen Dienst weiter und vergibt einen Termin für die Begutachtung. Der Medizinische Dienst bewertet den Grad der Pflegebedürftigkeit. Die Begutachtung erfolgt in der Regel persönlich. Anhand eines Fragenkataloges werden Punkte für sechs Module vergeben. Je höher die Punktzahl, desto höher der Pflegegrad sowie die Bewilligung der Leistungen. Ratsam ist es, eine Person des Vertrauens zu dem Termin mit dem Medizinischen Dienst hinzuzuziehen. Insofern ein Pflegedienst oder eine stationäre Pflegeeinrichtung involviert sind, zeigt man die Kontaktdaten der dortigen Ansprechpartner und die pflegerische Dokumentation vor.

Leistungen der Pflegeversicherung

Leistungen der Pflegeversicherung erhalten Versicherte mit der Einstufung in einen Pflegegrad, wenn sie regelmäßig auf Hilfe und Betreuung angewiesen sind. Diese müssen bei der Pflegekasse beantragt und können jederzeit in eine andere Pflegeleistung umgewandelt werden. Hierzu beraten Pflegekassen und Pflegestützpunkte. Insofern Angehörige, Freundinnen bzw. Freunde oder Bekannte die Betreuung und die pflegerischen Tätigkeiten übernehmen, haben sie Anspruch auf Pflegegeld.

Wird die Pflege durch einen professionellen, anerkannten Pflegedienst gewährleistet, müssen Pflegesachleistungen beantragt werden. Es ist auch eine Kombination der beiden Leistungen (Pflegegeld plus Pflegesachleistungen) möglich. Die Betreuung in einer Tagespflegeeinrichtung oder in einer Wohngemeinschaft wird ebenfalls von der Pflegekasse bezuschusst.

Ist eine Versorgung in der häuslichen Umgebung nicht mehr möglich und ein Umzug in ein Pflegeheim vorgesehen, besteht die Möglichkeit, eine Kurzzeit-/Verhinderungs- oder eine vollstationäre Pflege in einem Pflegeheim zu beantragen.

Leistungen der Sozialhilfe vom Amt für soziale Leistungen

Wenn das Einkommen und die Leistungen der Pflegeversicherung nicht ausreichen, um den Lebensunterhalt zu bestreiten und die notwendige Pflege zu bezahlen, ist es möglich, beim zuständigen Amt für soziale Leistungen „Hilfe zur Pflege“ zu beantragen. Das zuständige Amt für soziale Leistungen und der Pflegestützpunkt geben Informationen und bieten Unterstützung bei der Antragstellung. Leistungen der Sozialhilfe können sowohl für ambulante Hilfen als auch für die Finanzierung stationärer Pflegeeinrichtungen beantragt werden.

Beantragung eines Grades der Behinderung, Schwerbehindertenausweis

Einen Schwerbehindertenausweis bekommen Personen, deren Alltag zum Beispiel infolge einer chronischen Erkrankung stark beeinträchtigt ist. Auch Menschen mit einer demenziellen Entwicklung sind chronisch krank. Das Fortschreiten der Demenz beeinträchtigt die Alltagsfähigkeiten. In dem Ausweis wird der Grad der Behinderung (20–100) angegeben. Außerdem werden abhängig vom Gesundheitszustand Merkzeichen vergeben (z. B. „G“ für Gehbehinderung oder Störungen der Orientierungsfähigkeit). Abhängig vom Grad der Behinderung und den Merkzeichen berechtigt der Ausweis unter anderem zur unentgeltlichen Nutzung öffentlicher Verkehrsmittel (Merkzeichen „H“ = hilflos), zur unentgeltlichen Mitnahme einer Begleitperson (Merkzeichen „B“ = ständige Begleitung), zur Ermäßigung der Rundfunkgebühr (Merkzeichen „RF“) oder zur Gewährung von Steuer-Erleichterungen. Der Ausweis bietet also auch finanzielle Vorteile.

Ab einem Grad von 50 gilt man als schwerbehindert. Für manche Leistungen ist eine Schwerbehinderung Voraussetzung, z. B. für eine Arbeitsassistenz (Leistungen zur Teilhabe am Arbeitsleben). Ein weiterer Vorteil für Berufstätige ist der erhöhte Kündigungsschutz, zusätzlicher Urlaub und früherer Rentenbezug. Der Grad der Behinderung bzw. dessen Erhöhung wird beim zuständigen Versorgungsamt beantragt.

Leistungen zur Teilhabe am Arbeitsleben

Wenn der Beruf aus gesundheitlichen Gründen nicht mehr ausgeübt werden kann, besteht die Möglichkeit Leistungen zur Teilhabe am Arbeitsleben (berufliche Rehabilitation) bei der zuständigen Rentenversicherung zu beantragen. Durch technische Arbeitshilfen, eine Arbeitsassistenz oder notwendige Hilfsmittel soll der Erhalt der Arbeitsstelle oder eine Umschulung in einen anderen Beruf ermöglicht werden. Bezüglich der Leistungen zur Teilhabe am Arbeitsleben informieren die Beratungsstellen der ergänzenden, unabhängigen Teilhabeberatung.

Integrationsfachdienste

Die Integrationsfachdienste unterstützen Menschen mit einer Behinderung bei dem Erhalt und der Suche eines Arbeitsplatzes. Sie helfen bei der Wiedereingliederung nach einer längeren Erkrankung und gehen auf Wunsch mit dem Arbeitgeber ins Gespräch. Außerdem stehen sie Arbeitgebern und dem betrieblichen Integrationsteam als Ansprechpartner zur Verfügung. Voraussetzung für die Begleitung ist ein Grad der Behinderung oder eine fachärztliche Stellungnahme.

Vorsorgevollmacht und Betreuungsvereine, Berufsbetreuung, Ehegattennotvertretungsrecht

Für nahe Angehörige besteht kein automatisches Vertretungsrecht. Auch wenn sie verwandt sind, erhalten sie nicht unbedingt Informationen über den gesundheitlichen Zustand der erkrankten Person. In Krankenhäusern muss man oftmals eine Vorsorgevollmacht oder einen Betreuerausweis vorlegen, um Informationen über medizinische Untersuchungen oder Diagnosen zu erhalten. Das Original der Vorsorgevollmacht sollte die bevollmächtigte Person erhalten, zudem sollten Kopien in den eigenen Unterlagen und ein Hinweiskärtchen mit Namen und Telefonnummern im Geldbeutel existieren.

Durch einen Unfall oder eine akute Erkrankung kann jede und jeder in die Situation geraten, keine eigenen Entscheidungen mehr treffen zu können. In der Vorsorgevollmacht kann jede und jeder eine oder auch mehrere Vertrauenspersonen bevollmächtigen, im Notfall handeln zu können, wenn man selbst nicht mehr zu rechtsgeschäftlichem Handeln fähig sein sollte. Sollte dieser Fall eintreten und es ist keine Person bevollmächtigt, die entscheiden kann, wird ein gerichtliches Betreuungsverfahren in die Wege geleitet. Die Betreuungsbehörde und das Amtsgericht entscheiden darüber, wer in welchen Bereichen als rechtliche Betreuerin bzw. als rechtlicher Betreuer handeln darf. In einer Betreuungsverfügung kann eine Person der Wahl hierfür angegeben werden, die eingesetzt wird, falls es zu einem gerichtlichen Betreuungsverfahren kommt. Des Weiteren ist jeder Mensch berechtigt, eine rechtliche Betreuung für andere Menschen bei der Betreuungsbehörde oder beim Amtsgericht anzuregen. Die Verwandt- oder Bekanntschaft ist keine Voraussetzung dafür.

Seit dem 1.1.2023 können sich Ehegatten in Angelegenheiten der Gesundheitssorge, befristet auf einen Zeitraum von maximal 6 Monaten, unter bestimmten Voraussetzungen in Notsituationen gegenseitig vertreten. Diese Ergänzung im Betreuungsgesetz heißt „Ehegattennotvertretungsrecht“ und gilt auch für eingetragene Lebenspartnerschaften.

Patientenverfügung

Die Patientenverfügung stellt sicher, dass der Patientenwille umgesetzt wird, auch wenn der Wille selbst nicht mehr geäußert werden kann. In einer Patientenverfügung kann jede bzw. jeder, solange sie bzw. er geschäftsfähig ist, ihre bzw. seine medizinischen und pflegerischen Wünsche schriftlich festhalten, z. B. ob einer künstlichen Ernährung oder Beatmung zugestimmt werden soll. Hausärztinnen und Hausärzte klären individuell und kompetent über das Erstellen einer Patientenverfügung auf.

Testament

In einem Testament erklärt eine Person schriftlich ihren letzten Willen und bestimmt, was nach ihrem Tod mit ihrem Vermögen geschehen soll. Das Testament muss mit einem Datum versehen und eigenhändig unterschrieben werden. In Notariaten und Anwaltskanzleien für Erbrecht wird entgeltlich hierzu beraten.

Weiterführende Informationen und Adressen sowie Linksammlung

Vorsorgevollmacht, Patientenverfügung, Betreuungsrecht, Ehegattennotvertretung, Formulare zum Ausdrucken und Ausfüllen, Infobroschüren und Ratgeber:

- Bundesministerium der Justiz: http://www.bmj.de
- Bundesgesundheitsministerium: www.bundesgesundheitsministerium.de

Begrifflichkeiten, Anlaufstellen und Ratgeber zum Thema Pflege, Hilfen und den Leistungen der Pflegeversicherung:

- Zentrum für Qualität in der Pflege: www.zqp.de
- Bundesgesundheitsministerium: www.bundesgesundheitsministerium.de
- Suchportal für Pflegeangebote vom Verein der Ersatzkassen (vdek) nach Postleitzahl: http://www.pflegelotse.de
- Tipps zum Umzug ins Pflegeheim: www.verbraucherzentrale.de/wissen/gesundheit-pflege/pflege-im-heim/umzug-ins-pflegeheim-so-gelingt-der-schritt-ins-neue-leben

Orientierung und Unterstützung für Menschen mit demenzieller Entwicklung und Angehörige:

- Deutsche Alzheimer Gesellschaft e. V. mit vielen Informationen zur Selbsthilfe, Beratungsstellen und Entlastungsangeboten: www.deutsche-alzheimer.de
- Digitale Angebote für Menschen mit Gedächtnisbeeinträchtigungen und Demenz sowie für pflegende Angehörige und Interessierte: www.digidem-bayern.de
- Familiencoach Pflege, Online-Selbsthilfe-Programm für Angehörige: https://pflege.aok.de/
- Online-Ratgeber Demenz: www.bundesgesundheitsministerium.de
- Alzheimer Gesellschaft Baden-Württemberg e. V.: https://www.alzheimer-bw.de/hilfe-vor-ort/angehoerigengruppen/digitale-angehoerigengruppen/
- Entlastungsmöglichkeiten auf einen Blick (u. a. betreuter Urlaub für Menschen mit Demenz und Angehörige): www.deutsche-alzheimer.de/angebote-zur-unterstuetzung/entlastungsangebote
- Vorsorgekuren für Angehörige und Rehaangebote für Menschen mit einer Demenz: https://www.deutsche-alzheimer.de/fileadmin/Alz/pdf/Flyer_und_Dokumente/rehaliste_DAlzG.pdf

Informationen zur Pflegezeit und Familienpflegezeit, Vereinbarkeit von Pflege und Beruf:

- Bundesgesundheitsministerium: www.bundesgesundheitsministerium.de
- Deutsche Alzheimer Gesellschaft e. V.: http://www.deutsche-alzheimer.de

Anlaufstellen, Beratungsmöglichkeiten im Hinblick auf die berufliche Situation, Leistungen zur Teilhabe am Arbeitsleben:

- Ergänzende Unabhängige Teilhabeberatung: www.teilhabeberatung.de
- Deutsche Rentenversicherung: http://www.deutsche-rentenversicherung.de/DRV/DE/Reha/Berufliche-Reha/berufliche-reha

5.6 Sitzung 6: Umgang mit der demenziellen Entwicklung

Alexandra Wuttke, Armin Scheurich, Katharina Geschke, Andreas Fellgiebel

Ziel der Sitzung ist, dass die Teilnehmenden in einen Austausch darüber geraten, was sich durch die demenzielle Entwicklung des einen Dyaden-Mitgliedes in ihrem Alltag verändert hat und wie unterschiedlich damit umgegangen werden kann. Sie werden für die Vor- und Nachteile verschiedener Umgangsweisen sensibilisiert und können in der Dyade die Weichen für eine gemeinsame Bewältigung stellen, die bedürfnisorientiert die individuelle Situation der jeweiligen Dyade berücksichtigt. Wichtig ist es, die unterschiedlichen Veränderungen und Herangehensweisen nicht zu werten, sondern wertzuschätzen, dass unterschiedliche Ausgangsbedingungen unterschiedliche Lösungswege erfordern können.

5.6.1 Ablauf

Zu Beginn der Sitzung – nach den psychomotorischen und kognitiven Übungen – erhalten alle Teilnehmenden das Arbeitsblatt Reflektion über Veränderungen durch die demenzielle Entwicklung (Kapitel 5.6.3 – Materialien) auf dem Fragen zu Veränderungen durch die demenzielle Entwicklung gestellt werden (Was hat sich seit der Diagnosestellung in Ihrem Leben verändert? Was fällt Ihnen in Ihrem Alltag auf? Was hilft Ihnen? Was fällt Ihnen schwer? Welche Wünsche habe ich an die Umgebung, wenn ich krank bin? Wie möchte ich selbst mit der demenziellen Entwicklung umgehen?). Zunächst beantworten die Teilnehmenden für sich allein diese Fragen stichpunktartig. Anschließend werden sich in der Dyade die Ergebnisse gegenseitig vorgestellt, so dass ein erster Austausch aus dyadischer Sicht zu diesen Veränderungen initiiert wird. Die Gruppenleitung sammelt dann die Ergebnisse an dem Flipchart, getrennt nach der Perspektive der Menschen mit demenzieller Entwicklung, der Perspektive der Angehörigen und der gemeinsamen Perspektive sowie sortiert nach Gefühlen, Gedanken und Verhaltensweisen (siehe Tabelle). Hier ist es wichtig darauf zu achten, dass sich die Menschen mit demenzieller Entwicklung genauso einbringen können wie die Angehörigen. Themen werden unter anderem sein: Umgang mit den Gedächtnisschwierigkeiten, Rollenwechsel zwischen Menschen mit demenzieller Entwicklung und ihren Angehörigen, soziale Rückzugstendenzen.

Beispiele für Veränderungen durch die demenzielle Entwicklung:

	Menschen mit demenzieller Entwicklung	Angehörige	Gemeinsame Perspektive
Verhalten	Rückzug Weniger Aktivitäten Weniger soziale Kontakte	Versuch, für Aktivitäten zu motivieren Rückzug aus eigenen Aktivitäten, um zu Hause da zu sein Organisation des Alltags	Mehr Streit Rollenwechsel Weniger schöne Zeit zusammen
Gedanken	„Bloß nicht auffallen" „Es geht ja noch" „Lass mich in Ruhe"	„Hoffentlich lässt er sich nicht so gehen"	„Hoffentlich wird es nicht schlimmer" „Wie soll es weiter gehen?" „Schaffen wir das?" „So haben wir uns den Ruhestand nicht vorgestellt."
Gefühle	Scham Angst Traurigkeit Wut	Sorgen Trauer Angst Schlechtes Gewissen	Traurigkeit Hilflosigkeit

Hieraus abgeleitet wird der Teufelskreis bei Gedächtnisproblemen vorgestellt (Kapitel 5.6.3 – Materialien). Dabei wird darauf eingegangen, dass dieser Teufelskreis, den Menschen mit demenzieller Entwicklung durchlaufen, immer auch einen Effekt auf die Angehörigen hat. Parallel wird deshalb der Teufelskreis der Angehörigen entwickelt. Gemeinsam werden Ansatzpunkte dafür erarbeitet, wie man zusammen aus dem Teufelskreis ausbrechen kann.

Eine wichtige Korrektur betrifft das Label „Demenz". Viele denken „Ich kann gar nichts mehr, bin zu nichts mehr zu gebrauchen". Hier gibt es zwei Möglichkeiten, die auch im Kapitel „Kognitive Stimulation" beschrieben werden. Zum einen kann man am Gedächtnismodell ableiten, dass Wahrnehmungsfunktionen, Aufmerksamkeit, Kurzzeit- und Arbeitsgedächtnis normal funktionieren. Oft sind die vom Kurzzeitspeicher unterstützten Funktionen des Denkvermögens, der Sprache, der Visuokonstruktion etc. gut oder alltagstauglich funktionsfähig. Lediglich der Übergang vom Kurzzeit- ins Langzeitgedächtnis macht Schwierigkeiten. Also: 70-80 % der kognitiven Funktionen sind intakt. Das kann man zum anderen auch mit Übungen zur kognitiven Stimulation zeigen – zugegebenermaßen am Computer überzeugender als in der Gruppe. Richtig angewandt „wachsen" die Menschen mit demenzieller Entwicklung, wenn sie merken, dass sie eine kognitive Übung bewältigen können. Umgekehrt ist eine ungeführte Konfrontation mit den

Defiziten oder ein sich immer wiederholendes Vorführen der Einschränkungen in sogenannten Gedächtnistrainings ein Behandlungsfehler. So erleben viele Menschen mit demenzieller Entwicklung die sich wiederholenden Screening-Tests (MMST, DemTect) im Verlauf der ärztlichen Begleitung als belastend.

Zum anderen wird, um das Label „Demenz" zu korrigieren, das kognitiv-verhaltenstherapeutische Dreieck aus Gefühlen, Gedanken und Verhalten eingeführt. Hierbei wird den Teilnehmenden vermittelt, dass sich Gedanken, Gefühle und Verhalten immer gegenseitig beeinflussen. Um dies zu veranschaulichen, werden die Teilnehmenden gebeten, ganz intensiv an eine Zitrone zu denken und sich vorzustellen, wie man in eine saftige Zitrone beißt. Viele Teilnehmende werden berichten, dass sie dadurch Speichelfluss anregen konnten. Dies ist ein praktisches Beispiel dafür, wie durch Gedanken Verhalten beeinflusst werden kann. Anschließend wird erarbeitet, dass man Verhalten und Gedanken ändern kann, um Gefühle zu beeinflussen. Im Plenum werden Gedanken gesammelt, die automatisch mit der demenziellen Entwicklung einhergehen. Diese werden dahingehend analysiert, was für einen Effekt sie auf Gefühle haben und es wird versucht, hilfreichere alternative Gedanken zu finden.

Einige Gruppen geraten in dieser Sitzung in einen intensiven Austausch, so dass dies gerne den Mittelpunkt der Sitzung ausmachen kann. Häufig ergibt sich in diesem Austausch die Frage darüber, wie über die Demenz im Umfeld gesprochen und kommuniziert wird. Dieses Thema kann dann vertiefend aufgegriffen werden, indem entweder die Gruppe gemeinsam im Plenum oder jede bzw. jeder einzeln für sich anhand des Arbeitsblattes Kommunikation über die Erkrankung (Kapitel 5.6.3 – Materialien) aufschreibt, welche Vor- und Nachteile mit einer offenen Kommunikation über die demenzielle Entwicklung einhergehen. Hier besteht häufig eine Heterogenität in den Gruppen. Einige Dyaden gehen sehr offen mit dem Thema um und berichten von positiven Erfahrungen. Andere Dyaden sprechen über das Thema nicht im Umfeld. Es ist ratsam, die Dyaden untereinander die Vor- und Nachteile diskutieren zu lassen. Therapeutischer Input wird dahingehend gegeben, dass für unterschiedliche Personenkreise ja unterschiedliche Lösungen bestehen können. Hier kann es sich anbieten, anhand einer sozialen Netzwerkkarte alle sozialen Kontakte zu notieren und zu besprechen, wem man zu welchem Zeitpunkt von der demenziellen Entwicklung erzählen möchte.

5.6.2 Herausforderungen

Eine Herausforderung dieser Sitzung besteht darin, dass die Menschen mit demenzieller Entwicklung und die Angehörigen sich gleichberechtigt einbringen können. Häufig melden sich die Angehörigen schneller auf offene Fragen der Gruppenleitung. Hier kann es hilfreich sein, bewusst Menschen mit demenzieller Entwicklung anzusprechen und zu motivieren, ihre Gedanken ebenfalls zu teilen.

Daher werden am Anfang der Sitzung die Antworten auf die Fragen auf dem Arbeitsblatt notiert, so können die Menschen mit demenzieller Entwicklung gebeten werden, vorzulesen, was sie aufgeschrieben haben.

Bei der Sammlung der Ergebnisse achtet die Gruppenleitung darauf, auch die positiven Veränderungen durch die demenzielle Entwicklung zu erfragen. Dies muss vorsichtig und dosiert erfolgen und darf nicht den Anschein erwecken, dass die Demenz etwas Positives ist, vielmehr kann es hilfreich sein zu beschreiben, dass auch positive Veränderungen von anderen Dyaden berichtet wurden.

„Mir fällt auf, dass Ihnen nun zunächst die negativen Veränderungen durch die demenzielle Entwicklung eingefallen sind. Das ist verständlich und nachvollziehbar – unsere Wahrnehmung kann negative Ereignisse häufig schneller und besser verarbeiten und erinnern. Ich habe allerdings von anderen Menschen mit demenzieller Entwicklung und ihren Angehörigen gehört, dass sich durch die Demenz auch etwas Positives in ihrem Alltag verändert habe. Beispielsweise seien sie durch die Diagnose in der Familie näher zusammengerückt. Kennen Sie auch solche positiven Erfahrungen?“

Eine weitere Herausforderung besteht in der Erarbeitung der hilfreichen Gedanken. Hier ist es wichtig, nicht in ein Schwarz-Weiß-Denken zu geraten und negative Gedanken in positive Gedanken umzuwandeln. Vielmehr geht es darum, hilfreiche Gedanken zu identifizieren, die die Erkrankung nicht schönreden, sondern eher eine akzeptierende Grundhaltung fördern.

> **Beispiel**
> Viele Menschen mit demenzieller Entwicklung befürchten, negativ bewertet zu werden, wenn sie mit Gedächtnisschwierigkeiten auffallen. Der automatisierte Gedanke „Ich werde für bescheuert gehalten, wenn ich etwas vergesse“ wird häufig beschrieben. Ein hilfreicher Satz kann lauten „Ich kann bei meiner Familie und meinen Freunden auf Verständnis bauen, wenn ich etwas vergesse“. Diesen können Menschen mit demenzieller Entwicklung häufig besser annehmen als einen Gedanken wie „Es ist nicht schlimm, etwas zu vergessen.“

Das Thema Umgang mit den Veränderungen durch die demenzielle Entwicklung und Kommunikation über diese ist oft sehr emotional für die teilnehmenden Dyaden. Ziel sollte es sein, dass die Dyaden sich trauen, gemeinsam über die demenzielle Entwicklung zu sprechen – auch in ihrem Umfeld. Es ist daher ratsam, in der Gruppe mindestens ein bis zwei Dyaden zu haben, die hiermit positive Erfahrungen gemacht haben, und diese darüber berichten zu lassen. Interessanterweise kommen die Menschen mit demenzieller Entwicklung hier häufig in einen sehr konstruktiven Austausch. Nicht selten kommt es vor, dass ein Mensch mit demenzieller Entwicklung Ängste äußert, dass sich die Freundinnen und Freunde abwenden könnten, und dann ein anderer Mensch mit demenzieller Entwicklung diesen fragt, ob das denn überhaupt Freundinnen und Freunde wären, wenn die sich bei einer solchen Diagnose abwenden würden. Dies – also die Äußerung einer Schicksalsgefährtin bzw. eines Schicksalsgefährten – wirkt häufig viel mehr als geleitetes Entdecken durch die Gruppenleitung. Daher wird in dieser Phase des offenen Austauschs besonders darauf geachtet, die Menschen mit demenzieller Entwicklung aktiv in den Erfahrungsaustausch einzubeziehen. Häufig gibt es auch Angehörige, die erzählen, dass sie bereits über die Diagnose gesprochen haben, obwohl der Mensch mit demenzieller Entwicklung dieses nicht möchte. Hierzu wird zusammen erarbeitet, wie wichtig es ist, eine gemeinsame Haltung dazu zu entwickeln und einen gemeinsamen Kompromiss im Sinne der Gleichberechtigung zu finden.

5.6.3 Materialien

Die Materialien dieses Buches stehen Ihnen auch unter https://www.medhoch-zwei-verlag.de/Werke/FRIDA kostenfrei zum Download zur Verfügung.

zum Download

Reflektion über Veränderungen durch die demenzielle Entwicklung

Denken Sie kurz nach und notieren Ihre Antworten. Tauschen Sie sich anschließend mit Ihrem Angehörigen über Ihre Antworten aus.
Was hat sich seit der Diagnosestellung in Ihrem Leben verändert?   Was fällt Ihnen in Ihrem Alltag auf?   Was hilft Ihnen?

Was fällt Ihnen schwer?

Welche Wünsche habe ich an die Umgebung, wenn ich krank bin?

Wie möchte ich selbst mit der demenziellen Entwicklung umgehen?

Umgang mit Gedächtnisschwierigkeiten

Viele Menschen mit demenzieller Entwicklung neigen dazu, sich beim Bemerken von Gedächtnisschwierigkeiten zurückzuziehen. Aus Angst, entdeckt zu werden, werden vorherige positive Aktivitäten (v. a. Hobbies) nicht mehr durchgeführt. Dies hat einen doppelt negativen Effekt – denn durch den Rückzug verschlechtert sich häufig die Demenz und die Gefahr, eine Depression zu entwickeln, erhöht sich.

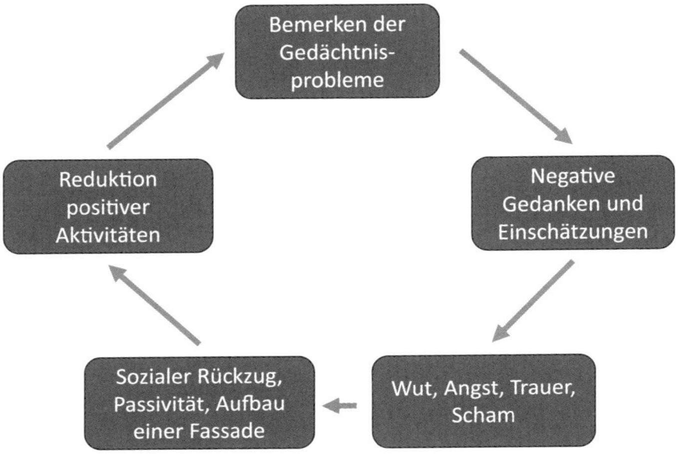

Abb. 7: Teufelskreis bei Gedächtnisproblemen aus Perspektive der Menschen mit demenzieller Entwicklung

Quelle: Wuttke et al.

Aber der Teufelskreis der Menschen mit demenzieller Entwicklung hat auch Einfluss auf die Angehörigen. Diese haben ebenfalls negative Gedanken. Aus ihren Sorgen heraus versuchen sie, die Menschen mit demenzieller Entwicklung für Aktivitäten zu motivieren und somit dem Rückzug entgegenzuwirken. Dies führt allerdings häufig zu Streitigkeiten und Diskussionen und verschärft auf lange Sicht das Ungleichgewicht zwischen Menschen mit demenzieller Entwicklung und ihren Angehörigen. Auch Angehörige ziehen sich dann häufig zurück, da sie die Menschen mit demenzieller Entwicklung ungern allein lassen wollen oder ein schlechtes Gewissen haben, wenn sie ihrem Alltag weiter nachgehen. Dadurch kann sich die Gesundheit der Angehörigen verschlechtern. Denn soziale Rückzugstendenzen erhöhen das Risiko für depressive Erkrankungen.

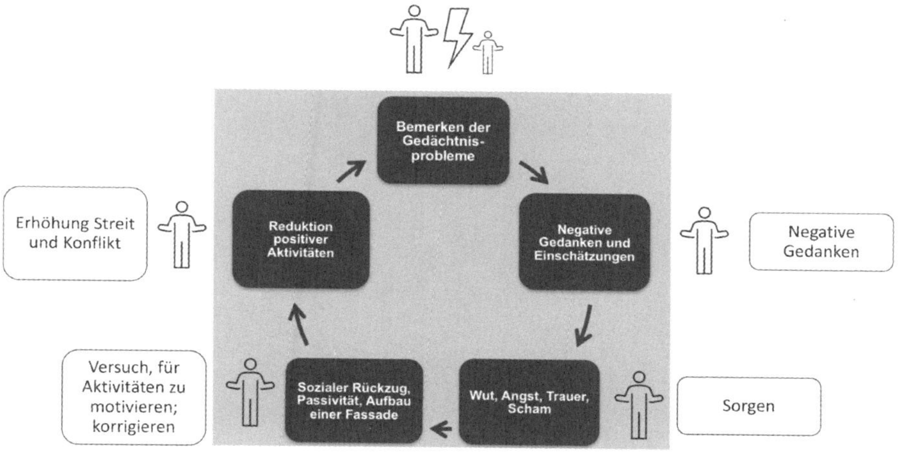

Abb. 1: Erweiterung des Teufelskreises der Menschen mit demenzieller Entwicklung durch die Perspektive der Angehörigen

Quelle: Wuttke et al.

Wie kann man aus diesem Teufelskreis gemeinsam ausbrechen?

Grund für diesen möglichen Rückzug beim Bemerken von Gedächtnisproblemen stellen negative Gedanken und Bewertungen dar. Häufig befürchten Menschen mit demenzieller Entwicklung aufgrund der Demenz von anderen Menschen negativ bewertet oder von Aktivitäten ausgeschlossen zu werden.

In der Regel ist diese Sorge aber unbegründet und viele Menschen mit demenzieller Entwicklung überschätzen diese negativen Bewertungen durch andere. Man ist mit sich selbst viel strenger als mit anderen. Viele Menschen mit demenzieller Entwicklung berichten von positiven Rückmeldungen auf ihren Umgang mit der Demenz und von Bekräftigungen, weiterhin aktiv am täglichen Leben teilzunehmen.

Schämen Sie sich nicht für Gedächtnisprobleme, sondern gehen Sie proaktiv damit um. Lagern Sie Ihr Gedächtnis aus: Machen Sie sich Notizen, Wochenpläne und schreiben Sie sich all das auf, was Sie erinnern möchten.

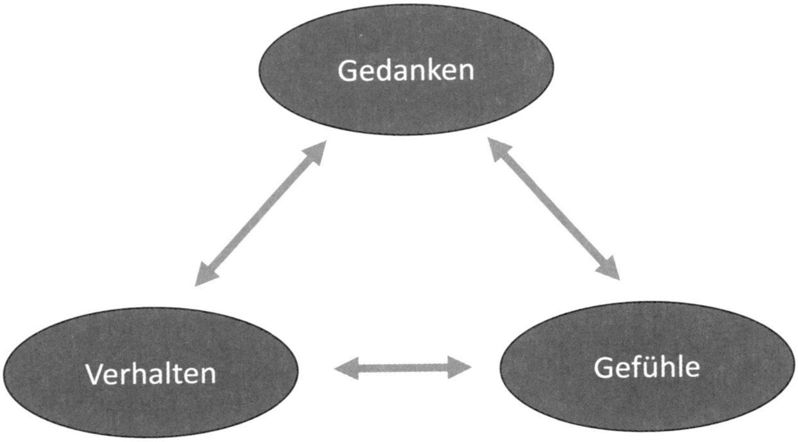

Abb. 8: Unsere Gedanken, unser Verhalten und unsere Gefühle beeinflussen sich gegenseitig.

Quelle: Wuttke et al.

Probieren Sie es aus:
Denken Sie einmal an eine saftige Zitrone. Die Zitrone ist gelb und reif und Sie schneiden sie mit dem Messer auf. Sie sehen, wie saftig die Zitrone ist, nehmen sich eine Scheibe und beißen in die Zitrone. Was fällt Ihnen auf? Was für einen Effekt hat es, wenn man an eine Zitrone denkt?

Gedanken können unser Verhalten beeinflussen. Ebenso kann Verhalten unsere Gefühle beeinflussen. Wie es uns in einer bestimmten Situation geht, ist immer Ergebnis dessen, was uns vorher durch den Kopf gegangen ist und was wir vorher getan haben. Negative Gedanken haben einen antriebsmindernden Effekt auf unser Verhalten und einen negativen Effekt auf unsere Gefühle. Es lohnt sich, negative Einstellungen der Demenz gegenüber kritisch zu hinterfragen.

Welche Gedanken gehen Ihnen durch den Kopf, wenn Sie an die demenzielle Entwicklung denken?

Wie hilfreich sind diese Gedanken?

Gibt es hilfreiche Alternativen, die Sie stattdessen denken können?

Kommunikation über die demenzielle Entwicklung

Viele Menschen mit demenzieller Entwicklung möchten in ihrem Umfeld nicht über die Demenz sprechen. Die Angehörigen haben allerdings oft das Bedürfnis, Unterstützung durch Gespräche mit anderen zu erhalten.

Vorteile über die demenzielle Entwicklung im Umfeld zu sprechen	**Nachteile** über die demenzielle Entwicklung im Umfeld zu sprechen

Überlegen Sie gemeinsam, wem Sie von der demenziellen Entwicklung erzählen möchten. Es ist denkbar, verschiedene Versionen für Personen unterschiedlicher Vertrautheit bereit zu halten. Sie dürfen mit Ihren Freundinnen und Freunden sowie Ihren Familienmitgliedern anders reden als mit entfernten Bekannten.

Häufig überwiegen Befürchtungen und Sorgen, über die demenzielle Entwicklung im Bekanntenkreis zu sprechen. Dabei reagieren viele mit Verständnis und Hilfen auf eine solche Nachricht.

Entscheiden Sie gemeinsam, ob und wie Sie über die demenzielle Entwicklung mit anderen reden wollen.

Es kann helfen, sich einmal anhand einer sozialen Netzwerkkarte aufzuschreiben, wer in Ihrem Umfeld zu Ihren sozialen Kontakten zählt. Anschließend können Sie gemeinsam besprechen, wem sie wann von der demenziellen Entwicklung erzählen möchten.

5.7 Sitzung 7: Selbstfürsorge

Alexandra Wuttke, Armin Scheurich, Katharina Geschke, Andreas Fellgiebel

Ziel der Sitzung ist, dass die Teilnehmenden den Einfluss positiver Aktivitäten auf Stimmung, Gesundheit und Lebensqualität erlernen. Dazu reflektieren sie kritisch, wie sich ihr Niveau an positiven Aktivitäten durch die demenzielle Entwicklung verändert hat und wie die Integration von positiven Aktivitäten erfolgreich in den neuen Alltag gelingen kann, um stets einen Ausgleich für Belastungen und Stress im Alltag zu haben. Dabei wird in einer dyadischen Betrachtungsweise erarbeitet, wie und welche Aktivitäten getrennt und/oder gemeinsam in den Alltag eingebaut werden. Hier ist ein besonderer Fokus auf die Angehörigen, die ermutigt werden, sich gezielt Freiräume und Zeiten zur Erholung einzuräumen. Die Dyaden werden darin bestärkt, gemeinsam über ihre Bedürfnisse zu sprechen und gemeinsame Lösungen und – wenn notwendig – gemeinsame Kompromisse zu finden.

5.7.1 Ablauf

Die Sitzung beginnt – wie immer – mit der psychomotorischen und kognitiven Aktivierung. Das Dreieck aus Gefühlen-Gedanken-Verhalten, welches aus der letzten Sitzung bekannt ist, wird (nochmals) angezeichnet. Wichtig ist dabei zu beachten, dass sich die Menschen mit demenzieller Entwicklung daran sehr wahrscheinlich nicht mehr erinnern können. Dementsprechend werden offene Wissensfragen zur letzten Sitzung vermieden. Vielmehr wird das Dreieck einfach erneut eingeführt. Anhand des Dreiecks wird der negative Effekt von Rückzug erarbeitet, der in einer Abwärtsspirale in eine Depression führen kann. Da eine Depression mit vielen weiteren negativen Gesundheitskonsequenzen einhergeht, ist es sehr wichtig, hier frühzeitig gegenzusteuern. Das kann vor allem durch die gezielte Integration von positiven Aktivitäten im Alltag gelingen. Gleichzeitig ist die Diagnose einer demenziellen Entwicklung ein großer Gegenspieler, der häufig zu einer Reduktion von positiven Aktivitäten führt – sowohl auf Seiten der Menschen mit demenzieller Entwicklung, welche sich aufgrund der Gedächtnisdefizite nicht mehr trauen, an sozialen Aktivitäten teilzunehmen, als auch auf Seiten der Angehörigen, die ein schlechtes Gewissen haben, wenn sie den Menschen mit demenzieller Entwicklung zu Hause alleine lassen und etwas für sich tun.

Nach dem theoretischen Input zu der Rolle positiver Aktivitäten für die Stimmung und Gesundheit, bearbeiten die Menschen mit demenzieller Entwicklung und ihre Angehörigen zunächst getrennt voneinander das Arbeitsblatt Reflektion über Veränderungen in Aktivitäten seit Beginn der demenziellen Entwicklung (Kapitel 5.7.3 – Materialien). Es geht darum, Veränderungen im eigenen Aktivitätsniveau aufzuschreiben und anschließend eine Liste zu beginnen, in der positive Aktivitäten aufgelistet werden. Anschließend erfolgt im Plenum hierüber ein Austausch. Hier können die gemeinsame Gruppenteilnahme sowie auch die erfolgreiche Bewältigung der psychomotorischen Übungen als Beispiele für geglückte soziale Teilhabe erarbeitet werden. Einige Gruppenteilnehmenden ließen sich z. B. durch das „Kegeln“ in der Gruppe (mit Gummiball Holzkegel umkegeln) animieren, auch außerhalb der Gruppe Kegeln zu gehen. Auch wenn positive Aktivitäten sehr individuell sind, kann es durchaus sein, dass die Gruppenmitglieder sich hier gegenseitig Ideen für weitere Aktivitäten geben. Ziel ist es, im Alltag jeder belastenden und verpflichtenden Situation immer auch eine positive Aktivität entgegen zu stellen. Gemeinsam wird im Plenum erarbeitet, ob und wenn ja welche Anpassungen nötig sind, um positive Aktivitäten weiter durchzuführen. Ziel ist, für die Nutzung externaler Gedächtnishilfen sowie die Annahme von Unterstützungs- und Hilfsangeboten und zum Finden von gemeinsamen Kompromissen zu motivieren. Häufig steht hier der Wunsch nach Autonomie der Menschen mit demenzieller Entwicklung den Sorgen der Angehörigen gegenüber. Es muss jede Situation individuell besprochen werden, ob die Sorgen begründet sind und Sicherheit vor der Autonomie des Menschen mit demenzieller Entwicklung stehen muss oder ob die Angehörigen hier ihre Sorgen zurückstellen müssen.

Beispiele

- Mensch mit demenzieller Entwicklung möchte gerne weiter zum Kegeln gehen. Angehörige hat aber Sorge, dass er dorthin weiterhin mit dem Auto fährt. Hier kann ein Kompromiss sein, eine Fahrgemeinschaft mit jemandem zu bilden.
- Pflegende Angehörige geht nicht mehr abends zum Chor, weil sie ihren Mann mit beginnender Demenz nicht allein zu Hause lassen möchte. Der vorgeschlagene Kompromiss, Nachbarschaftshilfe in Anspruch zu nehmen, so dass der Mann parallel ebenfalls in eine positive Aktivität eingebunden ist, wird vom Mann abgelehnt. Er möchte lieber in der Zeit zu Hause allein sein. Hier kann es je nach Gesundheitszustand des Mannes hilfreicher für die pflegende Angehörige sein, an dieser Stelle ihrem Mann die Autonomie zu lassen.

Es folgt eine dyadische Auswertung positiver Aktivitäten. Zunächst besprechen die Dyaden untereinander anhand des Arbeitsblattes ICH – DU – WIR – Unsere Vorstellung von positiven Aktivitäten (Kapitel 5.7.3 – Materialien), wie sie sich idealerweise die Integration von positiven Aktivitäten in ihren Alltag vorstellen. Sollen positive Aktivitäten getrennt und/oder gemeinsam stattfinden? Hier dürfen verschiedene Optionen besprochen werden. Wichtig ist, dass die Perspektiven beider Mitglieder der Dyade ernst genommen und entsprechend Kompromisse gefunden werden. Anschließend werden anhand des Arbeitsblattes ICH – DU – WIR – Unsere Aktivitätenplanung (Kapitel 5.7.3 – Materialien) positive Aktivitäten notiert. Ziel ist, darauf basierend einen Plan für die nächste Woche zu vereinbaren und mindestens drei positive Aktivitäten in den Alltag zu integrieren. Dabei können dies gemeinsame oder getrennte Aktivitäten sein – je nach den Bedürfnissen der Dyade. Anschließend berichtet jede Dyade im Plenum über den Austausch und die geplanten Aktivitäten. Da hier der Fokus auf positive Aktivitäten gerichtet ist, entsteht häufig eine positive Stimmung in der Gruppe. Wichtig ist, dass die Aktivitäten auch im Alltag ausprobiert werden. Dazu kann es hilfreich sein, die gemeinsame Aktivitätenplanung (Arbeitsblatt ICH – DU – WIR – Unsere Aktivitätenplanung, Kapitel 5.7.3 – Materialien) zentral in der Wohnung aufzuhängen, damit man regelmäßig daran erinnert wird. Auch die individuelle Liste positiver Aktivitäten sollte gut sichtbar aufgehängt werden und darf ergänzt und korrigiert werden.

5.7.2 Herausforderungen

Es ist eine besondere Herausforderung, wenn im Rahmen der Bearbeitung des Arbeitsblattes Reflektion über Veränderungen in Aktivitäten seit Beginn der demenziellen Entwicklung kaum oder nur sehr wenige positive Aktivitäten genannt werden. Dann kann es zunächst hilfreich sein, im Plenum die positiven Aktivitäten zu sammeln und zu fragen, ob sich andere hierdurch auch angesprochen fühlen. Wenn auch dies nicht zu einer Steigerung der Ideen für eigene positive Aktivitäten führt, wird dies angesprochen und gleichzeitig validiert.

„Mir fällt auf, dass in der Gruppe kaum oder nur sehr wenige Vorstellungen über positive Aktivitäten bestehen. Wenn ich mir vorstelle, wie Sie sich die letzten Monate tagtäglich mit den negativen Folgen der demenziellen Entwicklung auseinandergesetzt haben, dann kann ich gut nachvollziehen, dass es Ihnen dann zunächst schwerer fällt, positive Aktivitäten zu benennen. Ich erlebe es häufig, dass Menschen mit demenzieller Entwicklung und ihre Angehörigen zwischenzeitig den Blick für die positiven Dinge des Lebens etwas verlernt haben. Hier ist es zunächst notwendig, erst einmal wieder zu lernen, was es überhaupt für positive Aktivitäten im Leben geben kann.“

Hierzu werden dann an das Alter und die demenzielle Entwicklung angepasste positive Aktivitätenlisten aus bereits verfügbaren Manualen herangezogen, um erst einmal wieder dafür zu sensibilisieren, was es für positive Aktivitäten geben kann. Wichtig ist, den Blick für die kleinen Dinge des Alltags wieder zu schärfen und nicht nur große und außergewöhnliche Ereignisse als positiv zu bewerten. Besonders hilfreich sind die vorgefertigten Listen positiver Aktivitäten aus folgenden Manualen:

Hautzinger, M. (2016): *Depression im Alter – Psychotherapeutische Behandlung für das Einzel- und Gruppensetting.* Weinheim: Beltz.

Forstmeier, S.; Roth, T. (2018): *Kognitive Verhaltenstherapie für Patienten mit leichter Alzheimer-Demenz und ihre Angehörigen.* Heidelberg: Springer.

Darüber hinaus ist es an dieser Stelle hilfreich, ein Positiv-Tagebuch einzuführen. Dazu kann das Arbeitsblatt Positivtagebuch (Kapitel 5.7.3 – Materialien) ausgegeben werden. Wichtig ist, zu betonen, dass beide Mitglieder der Dyade dies selbstständig ausfüllen sollen. D. h. insbesondere, dass Angehörige nicht die Menschen mit demenzieller Entwicklung korrigieren, wenn sie bemerken, dass das Tagebuch nicht vollständig oder nicht korrekt ausgefüllt wird. Die Dyaden werden angehalten, das Tagebuch zur nächsten Sitzung mitzubringen. In der nächsten Sitzung wird dann damit gestartet, dass alle Teilnehmenden etwas berichten, was sie aufgeschrieben haben. Dies hat einen sehr positiven Effekt auf die Stimmung in der Gruppe.

Eine weitere Herausforderung kann darin bestehen, wenn die Angehörigen bereits viele ihrer positiven Aktivitäten aufgegeben haben und aus demenzbedingten Gründen nicht bereit sind, diese wieder aufzubauen. Es werden häufig folgende Gründe genannt:

- „Ich kann das später nachholen."
- „Es geht ja noch so."
- „Meine Angehörige würde nicht wollen, in der Zeit fremdbetreut zu werden."

Dies sind gefährliche Einstellungen, die im Sinne der Depressionsspirale die psychische Gesundheit der Angehörige massiv gefährden können. Hier kann anhand der Flugzeugmetapher (Kapitel 5.5.3) erarbeitet werden, dass Angehörige nur für den anderen da sein können, wenn sie selbst gesund bleiben. Es gibt Fälle, bei denen es durch das Vernachlässigen der eigenen Selbstfürsorge in der Folge zu Ungeduld, Reizbarkeit bis hin zu verbalen und körperlichen Aggressionen gegenüber den Menschen mit demenzieller Entwicklung kommt. Bei Angehörigen, bei denen dies vermutet oder sogar beobachtet wird, ist unbedingt ein separates Einzelgespräch notwendig. Bei diesem wird mit Fingerspitzengefühl auf die Situation eingegangen und dringend zur Annahme von Unterstützungs- und Entlastungsmöglichkeiten geraten, um den Teufelskreis der negativen Emotionen zu durchbrechen.

Eine weitere Herausforderung kann darin bestehen, wenn Angehörige die Menschen mit demenzieller Entwicklung nicht allein lassen wollen, diese aber keine Fremdbetreuung in der Zeit annehmen möchten. Hier muss eine Kommunikation zwischen den Menschen mit demenzieller Entwicklung und ihren Angehörigen ermöglicht werden, in der beide ihre Bedürfnisse und Wünsche äußern und im Sinne des dyadischen Copings eine gemeinsame Lösung bzw. Kompromiss finden können. Manchmal benötigen die Angehörigen etwas mehr Zuspruch durch die Gruppenleitung, um ihre positiven Aktivitäten durchzusetzen, und die Menschen mit demenzieller Entwicklung benötigen etwas mehr Zuspruch, einen Kompromiss für den anderen einzugehen. Mit einer validierenden Kommunikation, in der man beide Sichtweisen wertschätzt, kann dies häufig gut angenommen werden. Gleichzeitig ist hier bereits zu bahnen, dass es Situationen geben kann, in denen die Sicherheit der Autonomie der Menschen mit demenzieller Entwicklung überwiegen kann. Da die Demenz durch einen schleichenden Prozess gekennzeichnet ist, bemerken Menschen mit demenzieller Entwicklung häufig nicht, ob und wann dieses Verhältnis kippt. Dazu wird in der Gruppe bereits vorgearbeitet und gegenseitiges Vertrauen dahingehend aufgebaut, dass Entscheidungen im Idealfall zusammen und wenn nicht anders möglich, dann am Besten im Sinne des anderen getroffen werden.

5.7.3 Materialien

Die Materialien dieses Buches stehen Ihnen auch unter https://www.medhoch-zwei-verlag.de/Werke/FRIDA kostenfrei zum Download zur Verfügung.

zum Download

Reflektion über Veränderungen in Aktivitäten seit Beginn der demenziellen Entwicklung

Denken Sie kurz nach und notieren Sie stichwortartig Ihre Gedanken.
Welche Veränderungen in Ihren Aktivitäten haben Sie bislang durch die demenzielle Entwicklung bemerkt?
Welche Aktivitäten möchten Sie sich gerne bewahren? Meine Liste positiver Aktivitäten: • • • • • • • • • • •
Welche Anpassungen sind eventuell nötig, damit Sie die gewünschten Aktivitäten weiter durchführen können?

ICH – DU – WIR – Unsere Vorstellung von positiven Aktivitäten

Tauschen Sie Sich mit Ihrem Angehörigen aus!
Wie stellen wir uns positive Aktivitäten in unserem Alltag vor?   Welche Aufteilung von Aktivitäten entspricht unseren Vorstellungen?

Option A: Jede/r hat positive Aktivitäten, die getrennt von dem anderen geplant und unternommen werden.

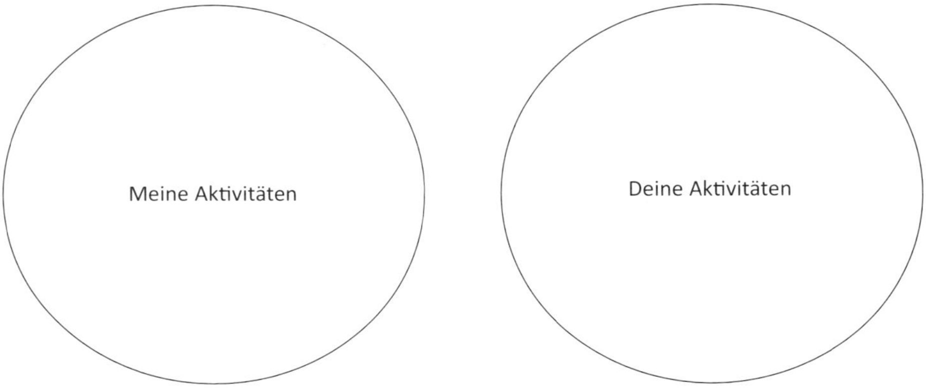

Abb. 9: Individuelle Aktivitäten
Quelle: Wuttke et al.

Option B: Positive Aktivitäten werden ausschließlich gemeinsam durchgeführt.

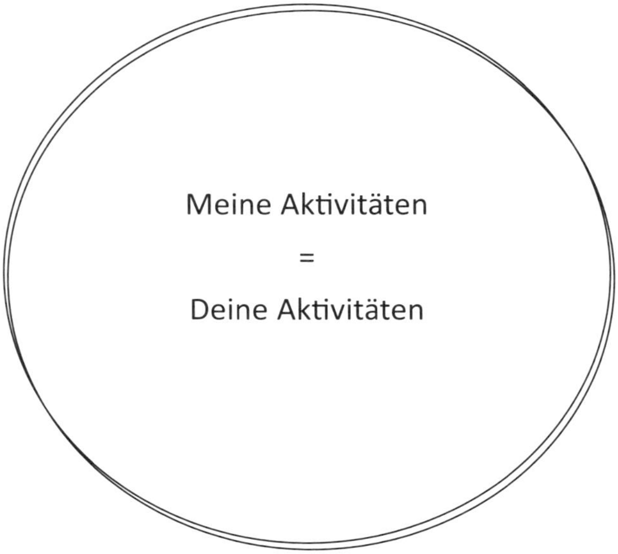

Abb. 10: Gemeinsame Aktivitäten
Quelle: Wuttke et al.

Option C: Es gibt sowohl eigene als auch getrennte positive Aktivitäten.

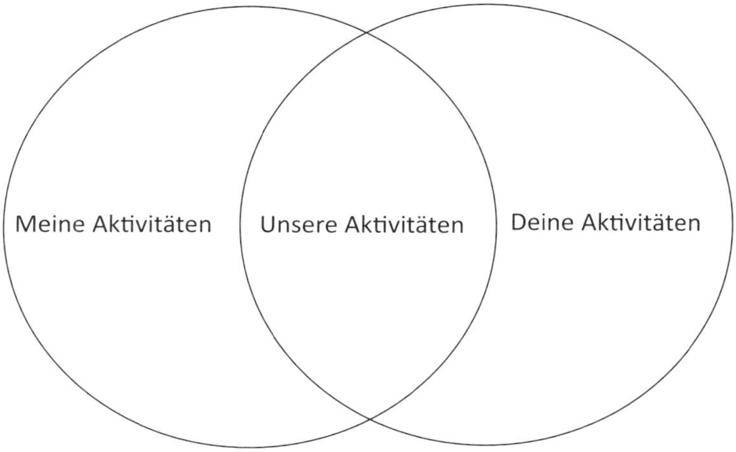

Abb. 11: Individuelle und gemeinsame Aktivitäten
Quelle: Wuttke et al.

ICH – DU – WIR – Unsere Aktivitätenplanung

Zeichnen Sie hier die Kreise der Option auf, die Ihnen beiden am ehesten entspricht. Wenn Sie beide unterschiedliche Vorstellungen haben, können Sie hier den Kompromiss aus Ihren beiden Vorstellungen notieren.
Schreiben Sie anschließend in die Kreise, welche Aktivitäten Sie getrennt und/oder gemeinsam planen und durchführen möchten.

Positivtagebuch

Schreiben Sie jeden Tag mindestens drei Dinge auf, über die Sie sich heute gefreut haben oder für die Sie dankbar sind.

Tag 1 ________________	Tag 2 ________________
1.	1. ....
2.	2. ....
3.	3. ....
Tag 3 ________________	Tag 4 ________________
1.	1. ....
2.	2. ....
3.	3. ....
Tag 5 ________________	Tag 6 ________________
1.	1. ....
2.	2. ....
3.	3. ....

Tag 7 ________________ 1. ……………………………………….. 2. ……………………………………….. 3. ………………………………………..	Tag 8 ________________ 1. ……………………………………….. 2. ……………………………………….. 3. ………………………………………..
Tag 9 ________________ 1. ……………………………………….. 2. ……………………………………….. 3. ………………………………………..	Tag 10 ________________ 1. ……………………………………….. 2. ……………………………………….. 3. ………………………………………..
Tag 11 ________________ 1. ……………………………………….. 2. ……………………………………….. 3. ………………………………………..	Tag 12 ________________ 1. ……………………………………….. 2. ……………………………………….. 3. ………………………………………..

5.8 Sitzung 8: Kommunikation

Alexandra Wuttke, Armin Scheurich, Katharina Geschke, Andreas Fellgiebel

Ziel dieser Sitzung ist es, eine gute und wertschätzende Kommunikation innerhalb der Dyaden zu etablieren. Da die Menschen mit demenzieller Entwicklung sich aufgrund ihrer kognitiven Einschränkungen und der damit verbundenen Vergesslichkeit und verschiedenster Sprachschwierigkeiten in ihrem (Kommunikations-) Verhalten nicht mehr ändern können, liegt der Fokus dieser Sitzung auf dem Coaching der Angehörigen. Diese werden dazu angeleitet, von einem Richtig-Falsch-Denken wegzukommen, wenn es um die Kommunikation mit den Menschen mit demenzieller Entwicklung geht. Statt auf deren Defizite hinzuweisen oder wiederholte Fragen oder Aussagen zu monieren, lernen die Angehörigen, emotional, empathisch oder zumindest neutral zu reagieren, statt den Inhalt aus einer Richtig-Falsch-Perspektive zu bewerten. Dieses Vorgehen, das sogenannte Validieren, wird den Angehörigen in dieser Sitzung durch Übungen und Beispiele vermittelt, sodass sie es anschließend sicher anwenden können.

Validieren statt Korrigieren!

5.8.1 Hintergrund für die Gruppenleitung

In dieser Sitzung wird das ABC-Modell nach Powell (2005) zu Kommunikation sowie die Strategie des Validierens als wertschätzende Grundhaltung nach Naomi Feil bzw. die integrative Validation als wertschätzende Sprache nach Nicole Richards zunächst vorgestellt und anschließend eingeübt. Dafür ist als Gruppenleitung notwendig, mit dem Modell sowie der Methode des Validierens vertraut zu sein und diese sicher anwenden zu können. Es folgt eine kurze Vorstellung. Weiterführende Literatur sowie Links zu Online-Ressourcen zur tieferen Einarbeitung in das Thema sind am Ende des Kapitels zu finden.

Bei dem ABC-Modell werden im Gespräch mit einem Menschen mit demenzieller Entwicklung drei Grundregeln eingehalten:

A (avoid confrontation) – Vermeide Konfrontation: Im Gespräch mit Menschen mit demenzieller Entwicklung gibt es häufig Kommunikationsprobleme. So hilft es beispielsweise gar nichts, wenn man einen Menschen mit demenzieller Entwicklung mit seinen Fehlern konfrontiert (Powell, 2005). Im Gegenteil, die Atmosphäre kann sich verschlechtern, was niemandem nützt.

B (be practical) – Handle zweckmäßig: Statt auf Konfrontationskurs zu gehen, kann man kritische Situationen manchmal voraussehen und diese damit vermeiden. Falls sich ein Problem herauskristallisiert, empfiehlt Powell (2005), eine praktikable Lösung für die Situation zu suchen.

C (clarify the feeling and comfort) – Formuliere die Gefühle des Menschen mit demenzieller Entwicklung und spende ihm Trost: Es bietet sich in der Kommunikation an, die Gefühle des Menschen mit demenzieller Entwicklung zu formulieren und sie bzw. ihn ggf. zu trösten, falls sie bzw. er ängstlich oder aufgeregt ist. Man sagt also, was man glaubt, wie der Mensch mit demenzieller Entwicklung sich fühlt, um so ihre bzw. seine Gefühle für sie bzw. ihn zu verdeutlichen (Powell, 2005). Dies kann ihr bzw. ihm helfen, sich zu beruhigen.

Ähnlich dem ABC-Modell geht es auch beim Validieren darum, den Menschen mit demenzieller Entwicklung wertschätzend und empathisch zu begegnen, statt sie in schwierigen Situationen mit ihren Defiziten zu konfrontieren. Die Konzepte Validation, Validierung, Validieren bestehen nebeneinander und teilen eine gemeinsame wertschätzende und bedürfnisorientierte Grundhaltung und unterscheiden sich in Zielsetzung, genauer Technik sowie zugrundeliegendem Rational voneinander (Wuttke-Linnemann, 2022). Diese Unterscheidung ist für die Gruppenteilnehmenden nicht relevant, sollte der Gruppenleitung aber bekannt sein.

Die von der deutschamerikanischen Gerontologin Naomi Feil in den USA entwickelte Methode der Validation soll Menschen mit demenzieller Entwicklung eine bessere Lebensqualität bieten und Pflegenden ihre Aufgabe im Umgang erleichtern. Die Validation basiert auf den Grundhaltungen der klientenzentrierten Gesprächsführung nach Carl Rogers und hat das Ziel, das Verhalten von Menschen mit demenzieller Entwicklung als für sie gültig zu akzeptieren („zu validieren"). Feil geht davon aus, dass Menschen mit demenzieller Entwicklung, die herausfordernde Verhaltensweisen zeigen, danach streben, die unerledigten Aufgaben ihres Lebens noch aufzuarbeiten. Mithilfe der Validation könne man bei dieser Aufarbeitung unterstützen.

Die deutsche Psychogerontologin Nicole Richards entwickelte den Ansatz weiter und nannte ihre Methode Integrative Validation. Der methodische Ansatz nutzt die noch vorhandenen Ressourcen der Hirnleistung, arbeitet mit diesen und nimmt die Menschen mit demenzieller Entwicklung mit ihren Gefühlen und Antrieben ernst. Indem man sich in die Realität bzw. erlebte Gegenwart der Menschen mit demenzieller Entwicklung hineinfühlt und sie begleitet, schafft man einen anderen Zugang zu ihnen und begegnet ihnen bedingungslos. Menschen mit demenzieller Entwicklung zu begleiten, heißt, statt der Inhalte, die sie äußern, das zugrundeliegende Gefühl wahrzunehmen, damit sie sich verstanden fühlen. Man erkennt also ihre Gefühle an und nimmt sie ernst. Dadurch wird das Selbstwertgefühl der Menschen mit demenzieller Entwicklung gestärkt, Vertrauen und Nähe geschaffen sowie Stress reduziert. Damit es funktioniert, spielt die persönliche Haltung eine zentrale Rolle: Respekt, Wertschätzung, Einfühlungsvermögen und Wertfreiheit prägen die Begegnung. Man soll dennoch authentisch auftreten, Gefühle, Antriebe, Wertvorstellungen und Lebensentwürfe beobachten, aktiv zuhören und die Menschen mit demenzieller Entwicklung ernst nehmen, damit sie sich verstanden und angenommen fühlen.

Richards beschreibt das methodische Vorgehen folgendermaßen:

1. Gefühle und Antriebe wahrnehmen
2. individuell bestätigen (validieren)
3. allgemein bestätigen, z. B. durch Sprichwörter, Volksweisheiten und für die Generation typische Redewendungen (Beispiele: https://www.youtube.com/watch?v=XrowpoCXIUA)

Richards merkt ferner an, dass die Regie des Gesprächs bei den Menschen mit demenzieller Entwicklung liege. Sie bestimmen das Thema sowie eventuelle Themenwechsel und das Tempo. Auch eine langsame Annäherung und Sprechpausen seien aufgrund der fortschreitenden Verlangsamung aufgrund der demenziellen Entwicklung wichtig.

Das Validieren indessen ist im psychotherapeutischen Sprachgebrauch eine etablierte Gesprächsmethode mit verbalen und nonverbalen Techniken. So macht der Ton die Musik und die Angehörigen lernen, die Menschen mit demenzieller Entwicklung nicht zu korrigieren, sondern akzeptierend mit ihnen zu kommunizieren. Es werden folgende Techniken der Validierung unterschieden (Bohus, 2019):

1. Aufmerksamkeit: das heißt, aktives Zuhören, ggf. an das vorher Gesagte erinnern und Interessenssignale senden.
2. Genaue Reflexion: Paraphrasieren („Habe ich es richtig verstanden, dass…")
3. Mind-Reading: Man schließt aus dem kognitiven Inhalt auf die Emotion bzw. vice versa: Kognition → Emotion: „Mein Mann ist einfach weggegangen." → „Sie müssen sich in der Situation allein gefühlt haben." Emotion → Kognition: „Ich bin einfach nur erschöpft." → „Sie denken wahrscheinlich: Mir ist gerade alles zu viel."
4. Validierung im Sinne vergangener Lebenserfahrung oder biologischer Dysfunktion: Hierbei geht es darum, die Kommunikation auf die Biografie zu beziehen, indem der Zusammenhang zwischen Erfahrung und Verhalten deutlich gemacht, z. B. „Aufgrund Ihres Berufes als Lehrer ist es nachvollziehbar, dass Ihnen Pünktlichkeit sehr wichtig ist."
5. Validierung im Sinne des gegenwärtigen Schemas: Schlüsselworte aufgreifen, z. B.: „Wenn Sie davon ausgehen, dass es keine Möglichkeit gibt, eine demenzielle Entwicklung positiv zu beeinflussen, dann kann ich nachvollziehen, dass es Ihnen schwerfällt, sich auf die Gruppe einzulassen."
6. Radikale Echtheit: Es wird vermittelt, dass ein Verhalten nachvollziehbar ist und man weiterhin eine gleichwertige Partnerin bzw. ein gleichwertiger Partner ist. „Bei dem, was Ihnen da passiert ist, würde ich auch traurig werden."

Im Grunde geht es sowohl beim ABC-Modell als auch beim Validieren darum, dass Menschen nicht mit ihren Defiziten konfrontiert und überfordert werden wollen. Mit den hier vorgestellten Techniken vermeidet man dies, da man den Menschen mit demenzieller Entwicklung auf Augenhöhe und mit Respekt begegnet.

5.8.2 Ablauf

Nachdem die Sitzung eröffnet und mit psychomotorischen und kognitiven Übungen begonnen wurde, wird das heutige Thema vorgestellt und anschließend eine offene Runde zu Kommunikation und dem Umgang damit eingeleitet. Dafür wird das Arbeitsblatt Kommunikation bei demenzieller Entwicklung (Kapitel 5.8.4 – Materialien) verteilt. Die Gruppenleitung fragt die Teilnehmenden: „Was hat sich durch die demenzielle Entwicklung in der Kommunikation zwischen Ihnen beiden (innerdyadisch) verändert?". Erfahrungsgemäß zählen die Angehörigen hauptsächlich defizitorientierte Veränderungen auf, welche zunächst auch erstmal so stehengelassen werden. Hin und wieder werden auf die erste Frage auch positive Veränderungen erwähnt, z. B. dass die Kommunikation „weicher" oder emotionaler geworden sei. Solche Aussagen sollten nicht stehengelassen werden, sondern sofort positiv verstärkt werden, indem ein Lob ausgesprochen wird. Im nächsten Schritt beginnt die eigentliche Arbeit, mit der Frage „Wie gehen Sie damit um?". Hier sollen kreative Ansätze der Teilnehmenden gelobt und positiv hervorgehoben werden. Ziel ist es, ressourcenorientierte Lösungsvorschläge für problembehaftetes Kommunikationsverhalten zu finden.

Nach der offenen Runde im Plenum zu den Veränderungen in der Kommunikation folgt die Vorstellung des ABC-Modells und der Validation. Dazu wird den Teilnehmenden das Arbeitsblatt ABC-Modell und Validieren (Kapitel 5.8.4 – Materialien) ausgeteilt, um dieses anschließend zu besprechen. Den Angehörigen werden die Kommunikationstechniken eher anhand von nützlichen Beispielsätzen statt der rohen Theorie vermittelt (s. Arbeitsblatt und Literatur). Um den Sinn und Zweck der Kommunikationstechniken zu demonstrieren und gleichzeitig eine wertschätzende Kommunikation vorzustellen, bietet es sich an, ein Rollenspiel mit freiwilligen Teilnehmenden durchzuführen. Falls sich mehrere freiwillige Angehörige dazu bereit erklären, dann wird am besten die Person ausgewählt, deren Kommunikationsverhalten am meisten problembehaftet erscheint. Bei dem Rollenspiel schlüpfen die Angehörigen in die Rolle der Menschen mit demenzieller Entwicklung und die Gruppenleitung in die Rolle des Angehörigen. Dann startet ein Gespräch, bei welchem die Gruppenleitung respektive „Angehörige" den Menschen mit demenzieller Entwicklung, gespielt von Angehörigen, ständig korrigiert und konfrontiert. Anschließend werden die Angehörigen gefragt, wie sie sich in der Rolle des Menschen mit demenzieller Entwicklung gefühlt haben. Auch das Plenum kann miteinbezogen werden. Meist wird so schnell klar, dass eine defizitorientierte Art der Kommunikation unvorteilhaft ist. Die Menschen mit demenzieller Entwicklung – im Rollenspiel und in echt – fühlen sich schlecht, die anderen Gruppenteilnehmenden fühlen mit diesen, indem sie ihnen leidtun und sie Mitgefühl empfinden. Nach einer kurzen Besprechung des Rollenspiels folgt ein zweites Rollenspiel. Diesmal verhält sich die Gruppenleitung in der Rolle des Angehörigen nach dem ABC-Modell und validiert bzw. bestätigt die Aussagen des Menschen mit demenzieller Entwicklung. Die Gruppenleitung reagiert also emotional empathisch, formuliert die Aussagen des Menschen mit demenzieller Entwicklung um, spiegelt das Verhalten, greift Schlüsselwörter auf und stellt so die erlebte Gegenwart des Menschen mit demenzieller Entwicklung in den Mittelpunkt, anstatt auf den Inhalt aus einer Richtig-Falsch-Perspektive einzugehen. Anschließend wird wieder gefragt, wie das Gespräch erlebt wurde, wobei sich auch das Plenum einbringen kann.

Nachdem durch das Rollenspiel das Validieren demonstriert wurde, kann die restliche Zeit dafür genutzt werden, die neue Kommunikationstechnik mit der Gruppenleitung einzuüben. Hierbei sind verschiedene Optionen denkbar: Es können beispielhafte Situationen, die die Gruppe einbringt, besprochen werden und gemeinsam erarbeitet werden, wie eine bessere Kommunikation aussieht. Alternativ könnte die Gruppenleitung Beispiele geben und fragen, wie man in dieser Situation miteinander kommunizieren kann („Mir fällt ein Wort nicht ein", „Mein Angehöriger räumt die Teller an die falsche Stelle beim Tischdecken").

Ferner können die Links mit den Online-Ressourcen auch an interessierte Teilnehmende weitergegeben werden.

5.8.3 Herausforderungen

Wenn ein Paar an einer Therapie oder Beratung teilnimmt, dann sind die Therapierenden normalerweise neutral und beiden gleichermaßen zugewandt. Das besondere und herausfordernde an dieser Sitzung ist, dass die Gruppenleitung in dieser Sitzung ausnahmsweise mehr auf der Seite der Menschen mit demenzieller Entwicklung steht. Denn die beschriebenen Kommunikationstechniken müssen von den Angehörigen erlernt und umgesetzt werden, um die Menschen mit demenzieller Entwicklung, welche sich nicht mehr ändern können, zu entlasten. Das bedeutet, dass diese Sitzung hauptsächlich ein Coaching für die Angehörigen darstellt, in dem die Dringlichkeit einer neuen Kommunikationsweise dargelegt wird. Ferner muss das Validieren den Angehörigen sehr gut erklärt werden, denn in der Regel ist es bisher unbekannt und daher am Anfang nicht leicht zu verstehen und umzusetzen. Ein demonstratives Rollenspiel, gute Arbeitsmaterialen mit vielen Beispielsätzen und eine gute Anleitung durch die Gruppenleitung sind für das Gelingen der Sitzung daher essenziell.

Ressourcen für die Teilnehmenden:

Alzheimer Poster 11 Tipps für Kommunikation bei Menschen mit Demenz: https://shop.deutsche-alzheimer.de/broschueren/18/11-tipps-zur-besseren-verstaendigung-mit-menschen-mit-demenz

Schulungsreihe Mit Demenz umgehen (MedHochZwei Verlag): https://www.medhochzwei-verlag.de/News/Details/112108

Teil 2: Kommunikation mit Menschen mit Demenz: https://www.medhochzwei-verlag.de/Shop/ProduktDetail/mit-demenz-umgehen-kommunikation-mit-menschen-mit-demenz

5.8.4 Materialien

Die Materialien dieses Buches stehen Ihnen auch unter https://www.medhochzwei-verlag.de/Werke/FRIDA kostenfrei zum Download zur Verfügung.

zum Download

Kommunikation bei demenzieller Entwicklung

Was hat sich durch die demenzielle Entwicklung in Ihrer Kommunikation miteinander verändert?   Wie gehen Sie mit diesen Veränderungen um?

Viele Menschen mit demenzieller Entwicklung und ihre Angehörigen berichten, dass sich die Art und Weise, wie miteinander gesprochen wird, bereits im frühen Verlauf verändert. So wird öfter übereinander statt miteinander gesprochen. Angehörige werden oft zum Sprachrohr der Menschen mit demenzieller Entwicklung. Dies hat langfristig negative Konsequenzen, denn Angehörige übernehmen immer mehr Aufgaben und Pflichten, während die Menschen mit demenzieller Entwicklung immer mehr an Autonomie verlieren und sich zunehmend zurückziehen.

Versuchen Sie, dieser Tendenz entgegenzuwirken. Sprechen Sie weiterhin miteinander und entscheiden Sie gemeinsam, wie Sie mit der Demenz umgehen wollen. Dies bezieht sich vor allem darauf, dass häufig keine Einigkeit darüber besteht, ob und wenn ja, mit wem über die Demenz gesprochen wird. Hier sollten Sie nicht über den Kopf der bzw. des anderen entscheiden, sondern gemeinsam und gleichberechtigt eine Lösung finden.

Viele Angehörige beschreiben, dass sie vermehrt dazu neigen, die Menschen mit demenzieller Entwicklung zu korrigieren (beispielsweise, wenn etwas vergessen wurde). Dies führt häufig zu negativen Interaktionen, denn für Menschen mit demenzieller Entwicklung ist es sehr belastend auf vergessene Inhalte angesprochen zu werden. Häufig entstehen so Stress und Streit.

Dies ist vermeidbar, wenn Sie gemeinsam ihre Kommunikation ändern. Handeln Sie nach dem ABC-Modell!

ABC-Modell aus Powell (2005)

Handeln Sie nach dem ABC-Modell!

A Vermeide Konfrontation (avoid confrontation)

Wenn man Menschen mit demenzieller Entwicklung mit ihren Fehlern konfrontiert, hilft das meistens gar nichts. Es wird stattdessen eine schlechte Atmosphäre heraufbeschwören, die niemandem nutzt.

B Handle zweckmäßig (be practical)

Manchmal kann man kritische Situationen voraussehen und diese damit vermeiden. Bei Problemen gibt es meist eine praktikable Lösung für die Situation.

C Formuliere die Gefühle des Menschen mit demenzieller Entwicklung und spende Trost, falls sie bzw. er ängstlich oder aufgeregt ist (clarify the feelings and comfort)

Wenn Menschen mit demenzieller Erkrankung ängstlich oder aufgeregt sind, formulieren Sie die Gefühle. Sagen Sie also, was Sie glauben, wie sie sich fühlen, um ihnen so ihre Gefühle zu verdeutlichen. Das kann den Menschen mit demenzieller Entwicklung helfen, sich zu beruhigen.

5.9 Sitzung 9: Wohnen und technische Hilfsmittel

Alexandra Wuttke, Armin Scheurich, Katharina Geschke, Andreas Fellgiebel

Ziel der Sitzung ist, dass sich die Dyaden in einem geschützten Rahmen über ihre Bedürfnisse und Vorstellungen zu ihrer Wohnsituation im Alter austauschen. Dabei werden sie für potenzielle demenzbedingte Herausforderungen der Wohnsituation sensibilisiert und lernen (technische) Hilfs- und Unterstützungsmöglichkeiten für eine stabile Versorgungssituation in der Häuslichkeit kennen. Je nach Gruppe kann auch darüber gesprochen werden, ob und wenn ja unter welchen Bedingungen ein Umzug in eine betreute Wohneinrichtung oder ein Pflegeheim für beide Seiten sinnvoll sein kann.

5.9.1 Ablauf

Zu Beginn der Sitzung erfolgt – wie immer – eine Einheit mit psychomotorischen Übungen gefolgt von einer Übungseinheit aus dem Bereich der kognitiven Stimulation und des kognitiven Trainings.

Dann werden den Dyaden zunächst Fakten zur Versorgungssituation von Menschen mit Demenz in Deutschland vorgestellt: Dreiviertel der Menschen mit Demenz werden zu Hause von informell pflegenden Angehörigen versorgt. Allgemein haben ältere Menschen den Wunsch, so lange wie möglich in der vertrauten Umgebung selbstbestimmt und autonom leben zu können. Die Versorgungsstabilität der Menschen mit Demenz hängt allerdings zu einem beachtlichen Teil von der Gesundheit der pflegenden Angehörigen ab. Wenn pflegende Angehörige durch chronischen Stress selbst krank werden, kann der Mensch mit Demenz nicht mehr in der Häuslichkeit versorgt werden. Daher ist es wichtig, frühzeitig Hilfs- und Unterstützungsangebote anzunehmen und gemeinsam ein Wohnarrangement zu finden, in dem die Bedürfnisse von beiden Mitgliedern der Dyade Berücksichtigung finden.

Anschließend beantworten die Teilnehmenden individuell die Reflektionsfragen zur Wohnsituation im Alter (Arbeitsblatt Reflektion über Wohnsituation im Alter, Kapitel 5.9.3 – Materialien). Dann stellen die Dyaden sich gegenseitig ihre Antworten vor. Nachfolgend wird im Plenum zusammengetragen, welche Aspekte genannt wurden und vor allem wo Gemeinsamkeiten und Unterschiede bei den Dyaden bestanden.

Danach informiert die Gruppenleitung zu Wohnformen im Alter sowie technischen Hilfsmitteln für die Häuslichkeit. Es kann sinnvoll sein, exemplarisch alle Zimmer eines Hauses durchzugehen und zu besprechen, worauf beim Einrichten der Zimmer geachtet werden sollte (z. B. Teppiche sind Stolperfallen; Sicht im Zimmer sollte frei sein). Zur besseren Orientierung kann es auch hilfreich sein, Farbcodierungen und Schilder an Türen anzubringen und allgemein das Inventar zu reduzieren. Danach kann gemeinsam überlegt werden, welche Hilfsmittel in der Häuslichkeit sinnvoll sein können. Dabei ist Kreativität gefragt, denn es dürfen auch unkonventionelle Lösungen gefunden werden. Häufig geht es aber darum, externale Gedächtnishilfen in den Alltag zu integrieren (z. B. großer Wochenplan in Küche oder Flur) oder neuere technische Hilfsmittel zu nutzen. Dabei gibt es im Bereich der Demenz viele Innovationen (z. B. Sensoren für Herdplatten und Wasserhähne; Handys mit Bildern statt Nummern; Audioalarme für Schlüsselbund). Die Broschüre „Tablets, Sensoren & Co." bietet hier einen guten Überblick darüber, was möglich und verfügbar ist. Es gilt dabei allerdings behutsam zwischen dem Sicherheitsbedürfnis der Angehörigen und dem Autonomiebedürfnis der Menschen mit demenzieller Entwicklung zu unterscheiden (Arbeitsblatt Sicher und Selbstbestimmt durch den Alltag – Der Kompromiss zwischen Sicherheitsbedürfnis und Autonomiebedürfnis, Kapitel 5.9.3 – Materialien).

Beispiele

- Eine Dyade berichtete, dass sich die Frau mit demenzieller Entwicklung zunehmend vom Kochen zurückzog, obwohl sie immer leidenschaftlich gerne gekocht hatte. In der Gruppe konnte erarbeitet werden, dass dies daran lag, dass sie sich mit zunehmenden Gedächtnis- und Orientierungsschwierigkeiten nicht mehr in der Küche zurechtfand. Statt zu fragen, verzichtete sie lieber auf das Kochen. Ein Beschriften der einzelnen Küchenschränke half hier, dass sie sich wieder in der Küche zurechtfand.
- Ein Mann mit demenzieller Entwicklung berichtete, dass er immer gerne spazieren ging, aber zunehmend Schwierigkeiten hatte, das eigene Haus wieder zu erkennen. Er bat die Gruppenleitung nach einer Sitzung, ob sie ihm helfen könne, eine Smartwatch so einzustellen, dass er immer wieder zurück nach Hause fand.

Hinweis

Die Deutsche Alzheimer Gesellschaft e. V. hat eine Broschüre mit dem Titel „Tablets, Sensoren & Co." erstellt, die kostenlos im Vorfeld als PDF oder als Broschüre in Print-Version bestellt und den Teilnehmenden ausgehändigt werden kann.

https://www.deutsche-alzheimer.de/mit-demenz-leben/technische-hilfen

Optional je nach Passung zur Gruppe:

Die Dyaden können im Rahmen dieser Sitzung auch dazu sensibilisiert werden, sich offen über das Thema Pflegeheim auszutauschen. Oftmals schwebt das Thema wie ein Damoklesschwert über den Dyaden, weil sich nicht getraut wird, offen darüber zu sprechen. Es gibt aber auch Gruppen, in denen Menschen mit demenzieller Entwicklung bereits die Sorge geäußert haben, von ihren Angehörigen in ein Pflegeheim „abgeschoben" zu werden. In solchen Fällen sollte das Thema unbedingt in der Gruppe angesprochen werden. Denn häufig sind die belastenden Ängste und Sorgen mit einem Informationsmangel zu Wohnarrangements im Alter begleitet. Oft besteht kein Wissen darüber, wie Hilfs- und Unterstützungsmöglichkeiten genutzt werden können, um einen Verbleib in der Häuslichkeit möglichst lange aufrecht zu erhalten. Es kann Gewissheit und Planungssicherheit geben, wenn man über alle Optionen informiert ist und zusätzlich die Haltung und Bedürfnisse der bzw. des anderen kennt. So kann darüber gesprochen werden, ob ein Umzug in ein Betreutes Wohnen oder ein Pflegeheim prinzipiell ausgeschlossen wird oder unter welchen Rahmenbedingungen dies eine Option darstellt.

Das Arbeitsblatt Austausch zu Wohnarrangements im Alter (Kapitel 5.9.3 – Materialien) kann ein Gesprächsöffner sein, gemeinsam über das Thema nachzudenken.

Wird dieses Thema in der Gruppe besprochen, kann dies sehr emotional und belastend für die Teilnehmenden sein. Das sollte aber kein Grund für die Vermeidung des Themas darstellen, denn viele werden über diese Frage schon nachgedacht haben, sich aber nicht getraut haben, sie anzusprechen. Die Chance in der Gruppe kann darin bestehen, das Thema in einem geschützten Rahmen validierend aufzufangen. Durch einen vorsichtigen und behutsamen Übergang zu einem emotional-neutraleren Thema zum Abschluss der Sitzung kann der Rahmen der Sitzung gestaltet werden. Es gilt zu betonen, dass der gemeinsame Austausch über das Thema auch mit Erleichterung einhergehen kann, wenn das Thema bislang durch die Dyaden vermieden wurde.

5.9.2 Herausforderungen

„Wenn die Einschränkungen weiter fortschreiten, wollen wir in die Nähe unserer Kinder ziehen."

Viele Angehörigen berichten von dem Plan, den Wohnort nochmal zu wechseln, wenn die Demenz fortschreitet. Hier sollte darauf verwiesen werden, dass ein Wechsel der vertrauten Umgebung gerade bei fortschreitender Demenz häufig mit einer Verschlechterung des Zustandes des Menschen mit demenzieller Entwicklung einhergeht. In der vertrauten Umgebung sind Routinen etabliert, die teilweise Gedächtnis- und Handlungsschwierigkeiten kompensieren können. Ein Wohnortwechsel sollte daher, wenn, dann so früh wie möglich umgesetzt werden. Gleichzeitig sollten die Vor- und Nachteile eines Wohnortwechsels im Alter gründlich abgewogen werden.

„Ich kann dich nicht mehr zu Hause allein lassen."

Viele Angehörige berichten von Ängsten aus sicherheitsbezogenen Aspekten, die Menschen mit demenzieller Entwicklung allein zu Hause zu lassen. Dies kann mit begründeten Sicherheitsbedenken einhergehen (beispielsweise Herd wurde schon mal vergessen auszuschalten) oder aber auch Ausdruck eines übersteigerten Kontrollbedürfnisses der Angehörigen sein. Hier ist allgemein zu betonen, dass Menschen mit demenzieller Enzwicklung so viel Selbstbestimmung wie möglich zuzugestehen ist. Sicherheitsbedenken sollen durch die Hinzunahme von Hilfsmitteln beseitigt werden. Wenn dies nicht möglich ist, sollen kreative Lösungen gefunden werden, die beide Seiten entlasten (beispielsweise ambulanter Pflegedienst, ehrenamtliche Helferinnen und Helfer, Nachbarschaftshilfe). Bei Hinlauftendenzen der Menschen mit demenzieller Entwicklung beschreiben Angehörige manchmal, dass sie die Menschen mit demenzieller Entwicklung zu Hause eingeschlossen haben. Hier muss betont werden, dass dies nicht geht und einer Freiheitsberaubung gleichkommt. Niemand darf eingeschlossen werden. Auch geht es mit einem Risiko einher, wenn Fluchtwege für den Menschen mit demenzieller Entwicklung in Gefahrensituationen verschlossen sind. Hier ist es hilfreicher, durch kreative Lösungen (z. B. Vorhang vor der Tür) Türen aus dem Sichtfeld im Alltag zu nehmen. In Gefahrensituationen würde die Tür aber dennoch gefunden werden. Das Arbeitsblatt Sicher und Selbstbestimmt durch den Alltag – Der Kompromiss zwischen Sicherheitsbedürfnis und Autonomiebedürfnis (Kapitel 5.9.3 – Materialien) kann hier hilfreich sein, um die beiden Pole Kontrolle und Sicherheit gegenüber der Selbstständigkeit des Menschen mit demenzieller Entwicklung abzuwiegen.

„Nie hast du dein Handy dabei.“

Auch bezüglich der technischen Hilfsmittel besteht die Herausforderung, die beiden Pole Sicherheitsbedürfnis der Angehörigen und Autonomiebedürfnis der Menschen mit demenzieller Entwicklung vorsichtig abzuwägen und sichere und selbstbestimmte Lösungen zu finden. Häufig berichten Angehörige, dass sie sich Sorgen um die Menschen mit demenzieller Entwicklung machen, weil diese ohne Handy aus dem Haus gehen. Angehörige befürchten, dass sich die Menschen mit demenzieller Entwicklung durch Orientierungslosigkeit verlaufen könnten und nicht erreichbar sind. Einige Menschen mit demenzieller Entwicklung erleben dies als unangenehme Kontrolle und fürchten um ihre Autonomie. Es ist einerseits eine große Chance, dass technische Hilfsmittel zur Verfügung stehen, die kognitive Beeinträchtigungen von Menschen mit demenzieller Entwicklung kompensieren können. Gleichzeitig besteht die Gefahr einer Überwachung mit entsprechenden Einbußen in der Selbstständigkeit. Hier ist es wichtig, zum einen zwischen akut gefährdenden Notfallsituationen und Alltagssituationen zu unterscheiden. Das heißt, in akut gefährdenden Notfallsituationen haben die Angehörigen die Pflicht, die Sicherheit der Menschen mit demenzieller Entwicklung zu gewährleisten, und dürfen über diese hinweg entscheiden. In allen anderen Situationen ist das Ziel, gemeinsame Lösungen auf Augenhöhe zu finden. Das heißt, man tauscht sich in konkreten Situationen über die Vor- und Nachteile der technischen Lösung aus und kommuniziert dabei bewusst die eigenen Bedürfnisse und Gefühle (statt Vorwürfe). Für die Angehörigen ist es an dieser Stelle sehr wichtig, die Autonomie der Menschen mit demenzieller Entwicklung zu respektieren. Dies fällt häufig schwer, da durch die technischen Hilfsmittel mehr Sicherheit besteht – allerdings für die Angehörigen. Gleichzeitig dürfen Menschen mit demenzieller Entwicklung auch die weniger sichere Variante für sich wählen, solange diese keine akute Selbst- oder Fremdgefährdung darstellt. Darüber hinaus müssen die Menschen mit demenzieller Entwicklung aber auch lernen, dass in akuten Notfallsituationen über sie entschieden werden darf. Das Arbeitsblatt

Sicher und Selbstbestimmt durch den Alltag – Der Kompromiss zwischen Sicherheitsbedürfnis und Autonomiebedürfnis (Kapitel 5.9.3 – Materialien) kann hier helfen, eine konkrete Situation vor dem Hintergrund der Vor- und Nachteile zu bearbeiten.

Ungünstige Kommunikation	Günstigere Kommunikation
„Du hast dich schon mal verlaufen und wusstest nicht, wo du warst."	„Ich mache mir Sorgen, dass du keine Hilfe rufen kannst, wenn du sie brauchst."
„Du gehst immer ohne Handy aus dem Haus und ich weiß nicht, wo du bist."	„Ich mache mir Sorgen, wenn ich nicht weiß, wo du bist, und würde mir wünschen, dich dann anrufen zu können."

5.9.3 Materialien

Die Materialien dieses Buches stehen Ihnen auch unter https://www.medhoch-zwei-verlag.de/Werke/FRIDA kostenfrei zum Download zur Verfügung.

zum Download

Reflektion über Wohnsituation im Alter

Denken Sie kurz nach und notieren Sie Ihre Gedanken.
Was ist mir an meiner Wohnsituation wichtig?
Welche Probleme oder Hindernisse können in meiner jetzigen Wohnsituation mit zunehmendem Alter und fortschreitenden Beeinträchtigungen auftreten?
Wie kann ich bzw. wie können wir mit solchen Problemen in der Wohnsituation umgehen?

Sicher und Selbstbestimmt durch den Alltag – Der Kompromiss zwischen Sicherheitsbedürfnis und Autonomiebedürfnis

Konkrete Situation:

Tauschen Sie sich darüber aus, wie gefährlich die Situation ist und machen Sie ein Kreuzchen auf der Linie zwischen „gar nicht gefährlich“ und „akute Bedrohung“. Versuchen Sie die Perspektive der bzw. des anderen zu verstehen.

Angehörige/r
gar nicht gefährlich ——————————————————— akute Bedrohung

Mensch mit Demenz
gar nicht gefährlich ——————————————————— akute Bedrohung

Was ist das Schlimmste, was passieren könnte?

Welche Lösungsmöglichkeiten gibt es? Und wie beeinflussen diese das Sicherheitsbedürfnis der Angehörigen und das Autonomiebedürfnis der Menschen mit demenzieller Entwicklung? Sie können mit ++ (hoch), +- (neutral) und – (niedrig) die Lösungsvorschläge bewerten.

Lösungsvorschlag	Sicherheitsbedürfnis Angehörige (++/+-/–)	Autonomie und Selbstständigkeit Menschen mit demenzieller Entwicklung (++/+-/–)

Denken Sie daran, 100 % Sicherheit gibt es im Leben nicht. Und die beiden Pole Sicherheitsbedürfnis und Autonomiebedürfnis müssen vorsichtig gegeneinander abgewogen werden. Ein ausschließliches Befolgen des Sicherheitsbedürfnisses der Angehörigen führt zu einem Selbstständigkeitsverlust der Menschen mit demenzieller Entwicklung. Ein ausschließliches Befolgen des Autonomiebedürfnisses der Menschen mit demenzieller Entwicklung hingegen kann zu Gefährdungssituationen für die Menschen mit Demenz selbst sowie andere führen.

Austausch zu Wohnarrangements im Alter

Viele Menschen befürchten, dass ein Umzug in ein Pflegheim die einzige Option ist, wenn die häusliche Wohnsituation nicht mehr aufrechterhalten werden kann. Dies entspricht einem Schwarz-Weiß-Denken und bildet nicht die Versorgungsrealität ab. Vielmehr liegt zwischen den beiden Polen „ohne Unterstützung zu Hause leben“ und „Umzug in ein Pflegeheim“ ein großer Bereich voller Möglichkeiten. Beginnend bei der Annahme von Unterstützung durch einen ambulanten Pflegedienst, dem stundenweise Aufsuchen einer Tagesstätte bis hin zu einer 24-Stunden-Pflegekraft zu Hause können viele Arrangements individuell gestaltet werden, um den Bedürfnissen von beiden – Menschen mit demenzieller Entwicklung und ihren Angehörigen – gerecht zu werden. Auch gibt es Alternativen zu Pflegeheimen in Form von speziellen Wohngemeinschaften (WG) für ältere Menschen oder gar einem „Demenzdorf“.

Pflegestützpunkte sind eine Anlaufstelle, um sich zu informieren und beraten zu lassen. Sie können anhand der Datenbank „Beratung zur Pflege“ vom Zentrum für Qualität in der Pflege (ZQP) Ihre regionale Anlaufstelle suchen: https://www.zqp.de/beratung-pflege/

Woran können wir erkennen, dass die gemeinsame Wohnsituation zu herausfordernd und belastend für eine bzw. einen von uns oder sogar uns beide wird? Was sind Warnzeichen für eine drohende Überlastung?

Welche Hilfen können wir uns vorstellen in unserer Häuslichkeit zu involvieren? Wen können wir um Hilfe und Unterstützung bitten?

Ist es eine Option, bei Überlastung einen Umzug in ein Pflegeheim zu organisieren? Was wäre bei der Auswahl des Pflegeheimes wichtig?

5.10 Sitzung 10: Sprache und Ernährung

Mirjam Gauch, Anna-Lena Köb

Ziel dieser Sitzung ist es, die Dyaden über das Risiko von Sprach- und Schluckstörungen aufzuklären, die im Verlauf von demenziellen Entwicklungen häufig auftreten. Die Gruppensitzung soll keine logopädische Behandlung ersetzen, sondern hat vielmehr die Funktion, die Dyaden für bereits vorhandene oder im Verlauf der Demenz auftretende Funktionseinbußen zu sensibilisieren. Das Wissen um sprachliche Defizite bei demenziellen Entwicklungen kann das Verständnis der Angehörigen verbessern. Im Rahmen der Sitzung wird unter anderem thematisiert, welche Hilfestellungen bei Wortfindungsschwierigkeiten erwünscht sind.

Zusätzlich wird über den Einfluss von Nährstoffen auf demenzielle Entwicklungen informiert, so dass Teilnehmende die Ernährung als einen möglichen modulierenden Faktor begreifen. Hierzu werden auch Tipps zu Appetitstörungen gegeben.

Die Aufklärung über mögliche Schluckstörungen kann dazu führen, dass diese früher erkannt werden und eine Überweisung zu einer weiterführenden Schluckdiagnostik und -therapie rechtzeitig erfolgt. Die Sitzung kann somit im Idealfall das Risiko für Lungenentzündungen (sogenannte Aspirationspneumonien) reduzieren und zum Erhalt der Lebensqualität der Menschen mit demenzieller Entwicklung beitragen.

5.10.1 Hintergrund für die Gruppenleitung

Um Teilnehmende adäquat über das Risiko der Sprach- und Schluckstörungen aufzuklären, sollte auf Seiten der Gruppenleitung ein fundiertes Wissen zu diesen Störungsbildern bestehen. Die Sitzung sollte daher bestenfalls durch Logopädinnen bzw. Logopäden (oder anders ausgebildete Sprach- und Schlucktherapeutinnen bzw. therapeuten) durchgeführt werden. Ist dies nicht möglich, sollte der Hinweis auf eine individuelle logopädische Abklärung und Beratung erfolgen, sodass eine Therapie der Sprach- und Schluckstörungen gegebenenfalls frühzeitig initiiert werden kann.

Sprachstörungen bei demenziellen Entwicklungen sind eng verknüpft mit den kognitiven Defiziten der Menschen mit demenzieller Entwicklung und können deshalb nicht isoliert betrachtet werden. Die exekutiven Funktionen, die Gedächtnisleistung und die Wahrnehmung beeinflussen die sprachlichen Fähigkeiten. Je nach Form der Demenz kann die Sprachstörung primär und vordergründig sein oder eher sekundär auftreten.

In dieser Sitzung sollen Teilnehmende für die sprachlichen Veränderungen bei einer demenziellen Entwicklung sensibilisiert werden. Menschen mit einer Alzheimer-Krankheit zeigen häufig bereits im Frühstadium Wortfindungsstörungen, verlieren im Gespräch den roten Faden, wiederholen Wörter oder Satzteile, sprechen verlangsamt und mit eingeschränktem Satzbau oder zeigen Schwierigkeiten beim Lesen und Schreiben. Neben der Sprachproduktion sind auch im Sprachverständnis häufig Einschränkungen zu beobachten, die sich beispielsweise darin äußern, dass Menschen mit demenzieller Entwicklung nicht adäquat auf Fragen antworten können.

Menschen mit demenzieller Entwicklung werden am besten unterstützt, indem Angehörige lernen, ihre eigene Sprache an die Bedürfnisse des Gegenübers anzupassen. Dadurch, dass Angehörige Aussagen klar und einfach formulieren, ihr Sprechtempo reduzieren, Reaktionen abwarten und Kommunikationshilfen im Kontext nutzen (z. B. auf Objekte zeigen, über die gesprochen wird), erleichtern sie die Unterhaltung für die Menschen mit demenzieller Entwicklung. Weiter ist es empfehlenswert, Blickkontakt aufzunehmen, Dinge nicht lange im Voraus anzukündigen und Wohlwollen, beispielsweise über Körperkontakt zu zeigen. Neben diesen Aspekten kann der Einsatz von Unterstützter Kommunikation (UK) einem Menschen mit demenzieller Sprachstörung helfen, Wortfindungsstörungen oder Defizite im Sprachverständnis zu kompensieren. Ein Kommunikationsbuch oder der kompensatorische Einsatz von Gesten werden am besten im Rahmen einer Sprachtherapie eingeführt.

Sollte eine primäre und vordergründige Sprachstörung bei einer Demenz vorliegen, so ist eine ausführliche logopädische Diagnostik (und ggf. Einordnung als Primär Progrediente Aphasie) sinnvoll. Im Frühstadium einer Primär Progredienten Aphasie führt eine logopädische Übungsbehandlung zur Verbesserung des Wortabrufes. Außerdem wird der Erhalt der Lebensqualität durch das Erlernen von Kompensationsstrategien bei kommunikativ-pragmatischen Defiziten angestrebt.

Neben dem Thema Sprache wird auch auf die Ernährung im Alter und bei demenzieller Entwicklung eingegangen. Mangelernährung und Dehydratation sind häufige Probleme bei älteren Menschen. Fast alle Menschen gelangen in den Zustand einer Mangelernährung im fortgeschrittenen Demenzstadium. Hintergrundinformationen und weiterführende Empfehlungen bietet die „ESPEN Leitlinie Klinische Ernährung und Hydration in der Geriatrie“ sowie „Leitlinien zur Fett- und Kohlehydratzuführung“ der Deutschen Gesellschaft für Ernährung (DGE). Ältere Menschen sollen täglich 30 ml Flüssigkeit und 30 Kalorien pro Kilogramm Körpergewicht zu sich nehmen. Am besten geeignet ist Wasser oder ungesüßter Tee. Folgen von Flüssigkeitsmangel können eine reduzierte Schweiß- und Harnproduktion, eine Austrocknung der (Schleim-)Haut und eine Drosselung der Durchblutung sein. In diesem Zusammenhang kann die Sauerstoffversorgung des Gehirns beeinträchtigt sein, was sich in einer vorübergehenden Bewusstlosigkeit (Synkope) äußern kann. Die Proteinzufuhr soll bei mindestens einem Gramm pro Kilogramm Körpergewicht liegen. Ältere Menschen sollen routinemäßig auf Mangelernährung hin untersucht werden. Der Einsatz von Supplementen kann einer Mangelernährung entgegenwirken. Nach der Nationalen Verzehrsstudie (2008) werden in Deutschland die meisten Vitamine gemäß der Referenzwerte aufgenommen. Lediglich bei Vitamin D und Folsäure werden die Zufuhrempfehlungen unterschritten. Insbesondere im Alter besteht hier die Gefahr von Mangelerscheinungen, die sich in Konzentrations- und Gedächtnisdefiziten, Müdigkeit oder Abgeschlagenheit äußern. Auch depressive Verstimmungen oder eine erhöhte Infektanfälligkeit können Anzeichen eines Vitaminmangels sein. Ein weiterer Risikonährstoff ist Jod, wobei die Verwendung von iodiertem Speisesalz in vielen Fällen bereits ausreichend ist. Zusätzlich ist Calcium als kritischer Nährstoff zu nennen. In dieser Sitzung lernen die Teilnehmenden, in welchen Lebensmitteln die genannten Vitamine und Nährstoffe enthalten sind und erhalten Tipps, wie eine ausreichende Flüssigkeitsaufnahme gelingen kann.

Menschen mit demenzieller Entwicklung entwickeln häufig im Verlauf eine Schluckstörung (Dysphagie). Unter Schlucken versteht man jene Bewegungsvorgänge, welche den raschen und sicheren Transport von Speise über die Mundhöhle in den Magen ermöglichen. Jeden Tag wird dieser unbewusste und dennoch hochkomplexe Ablauf 1.000 - 3.000 Mal vollzogen. Der Schluckakt wird in mehrere Phasen eingeteilt: die orale Vorbereitungsphase, die orale Transportphase, die pharyngeale und die ösophageale Phase. Zusätzlich kann man die präorale Phase ergänzen. Die präorale Phase umfasst die Nahrungsbeschaffung, die Hand-Mund-Koordination und eine erste Speichelproduktion. In der oralen Vorbereitungsphase wird die Speise zum sogenannten „Bolus" geformt, welcher in der Transportphase in den Mundrachen (Oropharynx) transportiert wird. Beim Übertritt der Speise vom Mund- in den Rachenraum kommt es zur Auslösung der Schluckreaktion. Die unteren Atemwege werden während der pharyngealen Phase durch den Kehldeckel (Epiglottis) verschlossen, sodass ein sicherer Übergang der Nahrung in die Speiseröhre (Ösophagus) erfolgen kann. Im Rahmen der ösophagealen Phase wird der Bolus bzw. die Flüssigkeit in den Magen weitertransportiert.

Die Prävalenz von Dysphagien bei Demenz wird in der Literatur mit einer großen Spannweite (13 bis 93 %) angegeben. Im Verlauf der demenziellen Entwicklung können bereits in der präoralen Phase Schwierigkeiten auftreten, weil Nahrungsmittel nicht mehr erkannt werden oder das Wissen um die Zubereitung von Speisen verloren geht. Häufig sind der Appetit und das Hunger- bzw. Durstgefühl reduziert. Um diesen Defiziten entgegenzuwirken, kann es sinnvoll sein, Speisen stärker zu würzen, Essensrituale einzuführen oder süße Speisen anzubieten, da diese häufig bevorzugt gegessen werden. Zudem wird der Einsatz von rot umrandeten Esstellern empfohlen, da die Speisen dadurch besser optisch wahrgenommen werden können. Während der oralen Phase beeinträchtigen kognitive Defizite zum Teil den Schluckablauf, sodass sich Menschen mit demenzieller Entwicklung vom Essen ablenken lassen, die Nahrungsaufnahme unterbrechen oder vergessen. Hier empfiehlt es sich, Finger-Food anzubieten sowie die Essenssituation so ansprechend wie möglich zu gestalten und die Ablenkung zu reduzieren. Auf ein Überangebot von Speisen und Getränken sollte verzichtet werden, um Überforderung zu vermeiden. Manchmal leiden ältere Menschen auch an einer

Kauschwäche oder haben eine schlechtsitzende bzw. fehlende Prothese. In solchen Fällen kann eine Konsistenzanpassung (z. B. pürierte Kost) sinnvoll sein. Bei Menschen mit Alzheimer-Krankheit zeigen sich zudem häufig Defizite in der pharyngealen Phase und es wird eine reduzierte Zungenbeweglichkeit, verspätete Schluckreflextriggerung und reduzierte Zungenbein- und Kehlkopfhebung beobachtet. Ein akutes oder häufiges Verschlucken (Aspiration) kann eine Lungenentzündung hervorrufen.

Die Versorgung mit einer PEG-Sonde wird bei schweren neurogenen Dysphagien (z. B. Schlaganfall oder Erkrankungen der Muskulatur) zur Erhöhung der pulmonalen Sicherheit (d. h. zur Verhinderung von Aspirationen) vorübergehend oder dauerhaft empfohlen. Bei demenziell bedingten Schluckstörungen ist eine positive Beeinflussung der Überlebenszeit, der klinischen Symptomatik, des Auftretens von Infektionen oder Dekubitalulzera (Druckgeschwüren) durch den Einsatz der PEG nicht gegeben. Daher ist dieser zugunsten der Lebensqualität kritisch zu prüfen und überwiegend nicht zu empfehlen.

5.10.2 Ablauf

Nach dem Eröffnen der Sitzung durch die Gruppenleitung und den psychomotorischen sowie kognitiven Übungen folgt ein Überblick zu den Inhalten der Sitzung: (1) Sprachliche Veränderungen und Umgang mit diesen, (2) Ernährung im Alter und bei demenziellen Entwicklungen, (3) Schlucken und Schluckstörungen. Als Visualisierung der Inhalte bietet sich die Verwendung einer PowerPoint-Präsentation an. Nach dieser ersten Einführung können Bilder von Sprichwörtern gezeigt werden, welche einerseits die Bedeutung der Nahrungsaufnahme hervorheben und andererseits die enge Verknüpfung zwischen den Themen Sprache und Ernährung demonstrieren („Liebe geht durch den Magen.“ / „Mit Speck fängt man Mäuse.“). Eine Auseinandersetzung mit den Sprichwörtern vermittelt der Gruppe ein tieferes Verständnis dafür, dass Essen auf weit mehr als die Nährstoffversorgung oder Sättigung abzielt, nämlich ebenfalls einen gesellschaftlichen und sozialen Zweck erfüllt.

Das Thema sprachliche Veränderungen kann mit einer Übersichtsfolie eingeleitet werden, die verdeutlicht, welche unterschiedlichen Modalitäten sich hinter dem Begriff Sprache und Kommunikation verbergen (Sprechen, Gestik, Schreiben, Zeichnen). Es bietet sich an, zunächst offen in die Runde zu fragen, ob die Teilnehmenden Veränderungen in diesem Bereich bemerken. Mögliche sprachliche Auffälligkeiten werden besprochen und eingeordnet (physiologisch im Alter vs. pathologisch im Rahmen der demenziellen Entwicklung). Je nach Interesse der Teilnehmenden kann es sinnvoll sein, auf den Zusammenhang von Kognition und Sprache einzugehen, um zu erläutern, warum exekutive Störungen, Wahrnehmungsdefizite und Gedächtnisstörungen die sprachlichen Fähigkeiten beeinträchtigen. Der Umgang mit sprachlichen Defiziten wird direkt thematisiert. Angehörige werden zur effektiven Kommunikation angeleitet. Dabei werden sie dafür sensibilisiert, dass Hinweise auf die sprachlichen Schwierigkeiten kontraproduktiv sind und zu Abwehr, Verärgerung und Frustration bei den Menschen mit demenzieller Entwicklung führen und somit die Kommunikationsdefizite weiter verstärken können. Der Fokus soll auf „kommunikative Erfolgserlebnisse" gelegt werden. Die Gruppenleitung erklärt, was unter diesem Begriff verstanden wird und wie diese Erfolgserlebnisse zur Stärkung der Selbstwirksamkeit in der Kommunikation geschaffen werden können. Eine Zusammenfassung der Empfehlungen findet sich im Arbeitsblatt Empfehlungen zur effektiven Kommunikation mit Menschen mit demenzieller Entwicklung (Kapitel 5.10.4 – Materialien).

Im Rahmen der Gruppe werden beispielhaft Übungen zur Wortfindung aufgegriffen. Möglichkeiten hierfür finden sich ebenfalls im Arbeitsblatt Beispielhafte Übungen zu Wortfindung, -bildung und -abruf (Kapitel 5.10.4 – Materialien). Den Teilnehmenden wird empfohlen, bei Bedarf eine logopädische Therapie in Anspruch zu nehmen. Die Inhalte der logopädischen Therapie bei Demenzen sind ressourcenorientiert und schulen vorrangig kompensatorische Fähigkeiten wie das Umschreiben von Begriffen, die Erarbeitung von individuell relevanten Wortfeldern und den Umgang mit Kommunikationshilfen.

Das Thema der Ernährung im Alter und bei demenziellen Entwicklungen wird mit der Abbildung der Nährstoffpyramide eingeleitet. Es wird besprochen, welche kritischen Nährstoffe es gibt (Arbeitsblatt Kritische Nährstoffe, Kapitel 5.10.4 – Materialien) und dass insbesondere auf die ausreichende Zufuhr von Vitamin D, Vitamin B12, Folsäure, Jod und Calcium geachtet werden soll. Die Gruppenteilnehmenden werden darüber aufgeklärt, dass die Einnahme von Supplementen sinnvoll sein kann. Obwohl ältere Menschen nicht mehr die gleiche Menge an Kalorien benötigen, bleibt der Bedarf an Nährstoffen gleich. Insbesondere bei eingeschränkter Aufnahme der UV-B-Bestrahlung oder einer geringeren Sonnenlicht-Exposition, dem Eintreten von hormonellen Veränderungen, einer Dauermedikation (z. B. von Antidepressiva), starkem Übergewicht oder einer verminderten Vitamin D-Bildung im Alter ist die Vitamin D-Aufnahme von großer Bedeutung. Zudem wird auf die Relevanz der Flüssigkeitszufuhr und die Folgen von Flüssigkeitsmangel eingegangen.

Es werden Maßnahmen besprochen, die sich bei Inappetenz und scheinbarer „Nahrungsverweigerung" eignen können. Eine Übersicht gibt das Arbeitsblatt in Kapitel 5.10.4 – Materialien, das den Teilnehmenden ausgehändigt werden kann.

Die Themen Schlucken und Schluckstörungen sind ebenfalls wichtig für Menschen mit demenzieller Entwicklung und deren Angehörige. Da der Schluckablauf überwiegend unwillkürlich stattfindet, ist es häufig nötig, für diesen Bereich zu sensibilisieren. Die Frage, wie oft eine Person an einem Tag schluckt, ist häufig ein guter Aufhänger, um ein Gespräch über die Schluckfunktion einzuleiten und die Relevanz der Thematik aufzugreifen. Möglicherweise äußern teilnehmende Menschen mit demenzieller Entwicklung bereits zu diesem Zeitpunkt eigene Erfahrungen zu Schwierigkeiten beim Schlucken und der Nahrungsaufnahme. In diesem Fall wird auf individuelle Bedürfnisse und Fragen eingegangen. Der physiologische Schluckablauf kann mithilfe eines Videos erklärt werden. Auch bietet es sich an, einen Snack (z. B. Salzstangen und Äpfel) für die Gruppe bereit zu halten, um den Teilnehmenden im Sinne einer Selbsterfahrung den Schluckablauf nahe zu bringen. Das Einführen der Fachbegriffe (präorale Phase, Bolus, etc.) ist nicht zwingend nötig, um ein erweitertes Verständnis der Dyaden für die Schluckfunktion zu erreichen, kann jedoch bei starkem Interesse und einer hohen Bedeutsamkeit für Teilnehmende in Betracht gezogen werden. Die Teilnehmenden werden dafür sensibilisiert, welche Anzeichen auf eine Schluckstörung hinweisen (Arbeitsblatt Anzeichen für eine Schluckstörung, Kapitel 5.10.4 – Materialien). Während ein Husten während der Nahrungsaufnahme bei den meisten als Hinweis auf akutes Verschlucken bekannt ist, denken nicht alle bei einem Auffiebern nach den Mahlzeiten oder einer Gewichtsabnahme an eine ursächliche Schluckstörung. Die Dyaden erfahren, dass es auch ein „stummes Verschlucken“ (Aspiration ohne Hustenreaktion) gibt und dass Nahrung in den unteren Atemwegen zu Lungenentzündungen führen kann. Die Teilnehmenden sollen aus der Sitzung mitnehmen, dass bei Schwierigkeiten in der Nahrungsaufnahme oder Hinweisen auf eine Schluckstörung unbedingt eine ambulante logopädische Therapie aufgesucht werden soll. Hierzu wird der Weg verdeutlicht. Die Gruppenteilnahme kann eine logopädische Therapie in keinem Fall ersetzen. Es werden Tipps zum Umgang mit Störungen der Nahrungsaufnahme und akutem Verschlucken sowie zur Ersthilfe vermittelt. Es bietet sich an, dass die Therapeutin bzw. der Therapeut den „Heimlich-Handgriff“ einmal vorführt. Zum Vertiefen dieser Inhalte wird auf das Angebot örtlicher Erste-Hilfe-Kurse hingewiesen.

Abschließend soll am Ende der Stunde Raum gegeben werden, um Fragen zu stellen und in den Austausch untereinander zu gelangen.

5.10.3 Herausforderungen

Die Sitzung Sprache und Ernährung umfasst zwei komplexe Themengebiete, die eine hohe Relevanz haben, aber nicht alle Menschen mit demenzieller Entwicklung gleichermaßen betreffen müssen. Aufgrund der Tatsache, dass die Teilnehmenden der Gruppe Menschen mit beginnender demenzieller Entwicklung sind, ist eher damit zu rechnen, dass Defizite der Sprach- und insbesondere der Schluckfunktion noch nicht oder in geringem Ausmaß vorhanden sind. Aus diesem Grund eignet sich die Sitzung jedoch sehr gut, um auf Schwierigkeiten aufmerksam zu machen, welche im Verlauf der demenziellen Entwicklung auftreten können und dann erkannt und behandelt werden müssen. Die Sensibilisierung der Dyaden für das Thema Sprache kann die Beziehung der Teilnehmenden zueinander stärken und Konflikten vorbeugen. Die Thematisierung von Schluckstörungen und Problemen in der Nahrungsaufnahme kann zur Pneumonieprophylaxe und zur Prävention von

Mangelernährung beitragen, indem Schwierigkeiten früher erkannt und adaptive Maßnahmen schneller ergriffen werden können.

5.10.4 Materialien

Die Materialien dieses Buches stehen Ihnen auch unter https://www.medhoch-zwei-verlag.de/Werke/FRIDA kostenfrei zum Download zur Verfügung.

zum Download

Empfehlungen zur effektiven Kommunikation mit Menschen mit demenzieller Entwicklung

- Schaffen Sie immer wieder Momente mit adäquater und situationsangepasster Kommunikation, um eine drohende (sprachliche) Isolation zu vermeiden.
- Vermitteln Sie Zuwendung und Aufmerksamkeit durch eine entsprechende Körperhaltung und Blickkontakt.
- Schließen Sie aus dem Kontext und geben Sie Ihrem Angehörigen das Gefühl, dass Sie sie oder ihn verstehen.
- Planen Sie ggf. mehr Zeit für die Kommunikation ein und lassen Sie Zeit zum Antworten.
- Sprechen Sie langsam und ruhig. So vermitteln Sie Ruhe und Vertrautheit.
- Setzen Sie Mimik und Gestik zur Unterstützung ein.
- Nutzen Sie alternative Kommunikationswege (z. B. Zeichnen, Schreiben) oder zeigen Sie auf Objekte, über die gesprochen wird.
- Kurze, einfache Sätze sind häufig besser zu verstehen.
- Vermeiden Sie Ironie und Mehrdeutigkeit.
- Stellen Sie immer nur eine Frage auf einmal und vermeiden Sie Fragen mit „oder" (z. B. Möchtest du dich ausruhen oder lieber eine Runde spazieren gehen? – Besser: Möchtest du dich ausruhen? (Antwort abwarten) – Möchtest du spazieren gehen? (Antwort abwarten))
- Passen Sie das Umfeld an die sprachlichen Veränderungen an. (Ablenkungen wie Fernseher oder Radio während des Gesprächs ausschalten!)
- Es ist einfacher, wenn nur eine Person gleichzeitig spricht.
- Korrigieren Sie sprachliche Fehler nicht und weisen Sie Ihre/n Angehörige/n nicht darauf hin.
- Bieten Sie Ihre Hilfe an, wenn Ihr/e Angehörige/r Schwierigkeiten hat, die passenden Wörter zu finden.
- Zerlegen Sie Handlungsanweisungen in einzelne, kleinere Schritte (z. B. Tee kochen: Wasser aufsetzen, Teebeutel in die Tasse geben, Wasser einschütten).
- Seien Sie konkret und beugen Sie Missverständnissen vor (z. B. Jacke anreichen, wenn Sie spazieren gehen möchten).
- Begleiten Sie Ihr Tun sprachlich (z. B. Ich helfe dir beim Waschen. Ich mache jetzt den Waschlappen nass. Jetzt wasche ich dein Gesicht usw.).

Beispielhafte Übungen zu Wortfindung, -bildung und -abruf

Wortfindung: Welche zusammengesetzten Wörter sind gemeint?

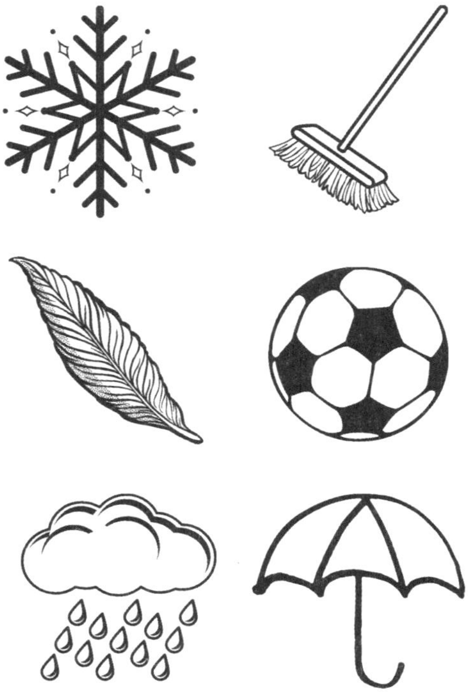

Abb. 12: Zusammengesetzte Wörter

Quelle: OpenClipart-Vectors, Clker-Free-Vector-Images

Semantischer Wortabruf: Nennen Sie Gemüsesorten, die Sie auf dem Wochenmarkt kaufen können / Disziplinen bei den Olympischen Spielen / Möbelstücke aus Holz / Dinge, die nützlich sind etc.

Formal-lexikalischer Wortabruf: Nennen Sie möglichst viele Wörter, die mit „P“ beginnen / Nennen Sie Wörter, die 4 Buchstaben haben / Nennen Sie Wörter, die sich auf „Baum“ reimen etc.

Wortergänzung: Welcher Buchstabe passt in alle drei Lücken?

_ennis	_pfel	_and	_uchen
_ube	_mpel	_ut	_artoffel
_omate	_nker	_exe	_unde

Kritische Nährstoffe (Deutsche Gesellschaft für Ernährung, 2022)

kritischer Nährstoff/ Empfehlung	*Aufgaben*	*Mangelerscheinungen*	*Vorkommen*
Vitamin C m=110 mg/Tag, w=95 mg/Tag	Aufbau von Bindegewebe, Knochen & Zähnen, Schutz vor Zellschädigung, Wundheilung	schlechte Wundheilung, Gelenkschmerzen, Infektionen, hohe Blutungsneigung	v. a. in Paprika, schwarzer Johannisbeere, Petersilie, Sanddorn, Zitrusfrüchten, Kartoffeln, Kohl, Spinat, Tomaten
Vitamin D 20 µg/Tag	Regulation des Calcium- und Phosphatstoffwechsels, Knochenbildung	Störung der Knochenbildung, Entkalkung, Knochenerweichung, Osteomalazie bei Erwachsenen	Fettfische, Leber, Vit. D-angereicherte Margarine, Eigelb Vit. D wird bei UV-Lichteinwirkung in der Haut selbst gebildet
Vitamin E m=12 mg-Äquivalent[a,b] /Tag, w=11 mg -Äquivalent[a,b] /Tag	Schutz vor Zellschädigung und Oxidation anderer Nährstoffe	Störung von Membranfunktionen, Muskelstoffwechsel und dem Nervensystem	Pflanzenöle (Weizenkeimöl, Sonnenblumenöl, Maiskeimöl, Rapsöl), Weizenkeime, Haselnüsse
Folat 300 µg/Tag	Zellteilung und Zellneubildung, Blutbildung, Proteinstoffwechsel, Nervengewebe, Senkung der Homocysteinkonzentration im Blut	Störung des Blutbildes, Blutarmut (Anämie)	Gemüse (Tomaten, Spinat, Kohlsorten, Gurken), Orangen, Weintrauben, Vollkornbackwaren, Weizenkeime, Kartoffeln, Fleisch, Leber, Milch, Milchprodukte, Eier, Sojabohnen
Vitamin B12 3,0 µg/Tag	Abbau einzelner Fettsäuren, Blutbildung	Blutarmut, Dauerschädigungen des Rückenmarks	fast ausschließlich in tierischen Lebensmitteln: Leber, Fleisch, Fisch, Milch, Eier oder in pflanzlichen Lebensmitteln, die mittels Gärung hergestellt wurden (z. B. Sauerkraut)
Calcium 1000 mg/Tag	Bausteine für Zähne und Knochen, beteiligt an Blutgerinnung und Reizweiterleitung im Nervensystem	Entkalkung von Knochen, Osteoporose, Übererregbarkeit der Muskeln und Nerven (Krämpfe)	Milch und Milchprodukte, Gemüse (Grünkohl, Fenchel, Brokkoli, Lauch), Hülsenfrüchte, Nüsse, einige Mineralwässer

kritischer Nährstoff/ Empfehlung	*Aufgaben*	*Mangelerscheinungen*	*Vorkommen*
Magnesium m=350 mg/Tag, w=300 mg/Tag	Aktivierung von Enzymen, Erregbarkeit der Muskulatur, fördert die Mineralisierung der Knochen	Funktionsstörungen der Herz- und Skelettmuskulatur	u. a. Vollkorngetreideprodukte, Milch und Milchprodukte, Leber, Geflügel, Fisch, viele Gemüsearten, Kartoffeln
Eisen 10 µg/Tag	Baustein des roten Blutfarbstoffs, Sauerstofftransport, Blutbildung, Bestandteil von Enzymen	Abgeschlagenheit, Erschöpfung, Blutarmut, Störung der Wärmeregulation des Körpers, erhöhte Infektanfälligkeit	Fleisch, Brot, Wurstwaren, Gemüse (z. B. Spinat, Erbsen)

Empfehlungen bei Inappetenz und Nahrungsverweigerung

Vor dem Essen (allgemeine Maßnahmen)

Maßnahme	*Beispiel/Ergänzung*
Feste Zeiten zum Essen nach Möglichkeit einhalten	
Vorbereitende Rituale geben Struktur	Gebet vor dem Essen Ankündigen, was es zu essen gibt
Wenn möglich gemeinsam kochen und gemeinsam essen	Gemeinsames Essen fördert den Appetit
Ein kurzer Spaziergang vor dem Essen regt den Appetit an	
Ablenkung minimieren	Unnötige Dinge vom Tisch beseitigen Fernseher, Radio etc. ausschalten Immer nur einen Gang servieren
Nicht bei Müdigkeit essen	

Während des Essens

Maßnahme	*Beispiel/Ergänzung*
Zeit lassen!	
Geeignetes Essbesteck und -geschirr verwenden	(Tee-)Löffel statt Gabel verwenden Besteck mit Griffverdickung nutzen Tassen mit großem Henkel „Nasenausschnittbecher“ Teller mit höherem Rand Teller ohne Muster Teller in kontrastreicher Farbe, z. B. mit rotem Rand, helfen bei agnostischen Störungen „Anti-Rutsch-Folie“ Mit Strohhalm trinken
Aufrechte Haltung beim Essen einhalten	Nicht im Liegen essen oder trinken ggf. Sitz mit Kissen „auspolstern“ Rücken anlehnen
Kleine Portionen	Teller nicht „überladen“ Kleine Löffel benutzen
Alle Sinne ansprechen	Intensiv-riechendes Essen anbieten Bekannte Gerüche stimulieren (z. B. Kaffee, Schokolade, Braten…) Lieblingsessen/Gerüche von früher fördern den Appetit

Süße Speisen anbieten	Werden oft bevorzugt, da der Geruchs- und Geschmackssinn nachlässt
Verbale Anleitung geben	An Kauen und Schlucken ggf. erinnern
Ggf. Essen anreichen	Am besten so viel wie möglich selber machen lassen! Essen wenn nötig in mundgerechte Stücke schneiden Keine neue Nahrung aufnehmen, bevor nicht geschluckt wurde
„Finger Food" anbieten	
Getränke regelmäßig anbieten	Ggf. leicht süßen Entsprechendes Trinkgefäß nutzen
Zuprosten	Kann die Flüssigkeitszufuhr erhöhen, da durch das Zuprosten ein Automatismus stimuliert wird

Hinweis

Verweigern Menschen mit demenzieller Entwicklung das Essen oder Trinken, sollte immer auf mögliche Ursachen wie eine schlecht sitzende Prothese, Ablenkungen, veränderter Gemütszustand o. ä. geachtet werden. Versuchen Sie nicht, gegen den Willen der Menschen mit demenzieller Entwicklung zu handeln und suchen Sie nach o. g. Alternativen.

Anzeichen für eine Schluckstörung

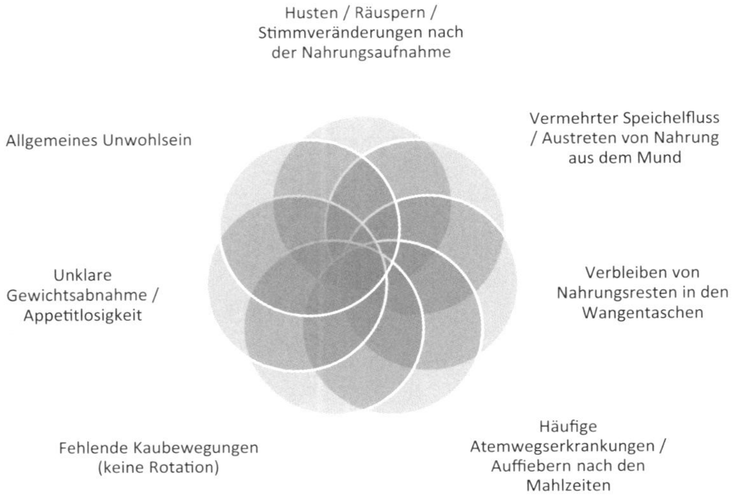

Abb. 13: Anzeichen für eine Schluckstörung
Quelle: Gauch & Köb.

Tipps zum Umgang mit Schluckstörungen

- Siehe auch Arbeitsblatt Empfehlungen bei Inappetanz und Nahrungsverweigerung
- Schutzmechanismen üben:
  - Zum Nachschlucken auffordern bzw. gemeinsam husten und räuspern
  - Bei Stimmveränderungen, die unmittelbar nach dem Schlucken einsetzen (z. B. brodelnder oder feuchter Stimmklang), den Betroffenen bitten, nochmal zu husten oder sich zu räuspern
  - Erinnerungshilfen an die Reinigungs- und Schutzmechanismen (Nachschlucken, Husten, Räuspern) in der Wohnung oder im Esszimmer anbringen
- Begleitung der Nahrungsaufnahme, sodass Maßnahmen zur Ersthilfe bei Verschlucken ergriffen werden können

Ersthilfe bei Verschlucken

- Ruhe bewahren, Betroffenen zum Husten auffordern
- Person nach vorne beugen
- Mit flacher Hand kräftig zwischen Schulterblätter klopfen (ca. 5x)
- Notarzt benachrichtigen (112)
- Heimlich-Handgriff oder kontrolliertes Stoßen des Oberkörpers auf eine Stuhllehne
  → Nahrung soll rausgehustet werden

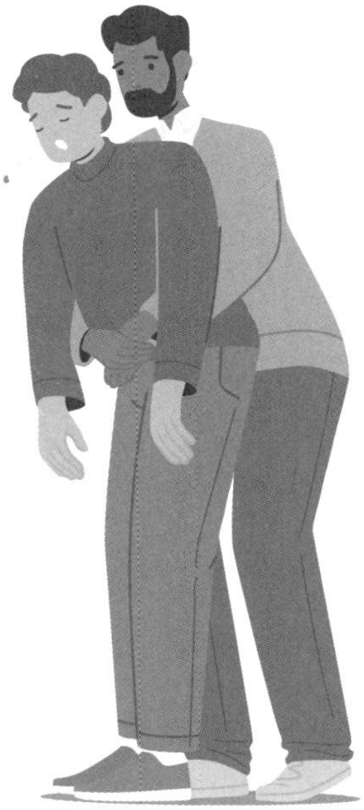

Abb. 14: Heimlich-Handgriff
Quelle: Shutterstock (lemono)

5.11 Sitzung 11: Musik und Demenz

Alexandra Wuttke, Armin Scheurich, Katharina Geschke, Andreas Fellgiebel

Ziel der Sitzung ist es, Musikhören zum Auslösen positiver Emotionen und zur Stressreduktion für die teilnehmenden Dyaden erfahrbar zu machen. Zudem werden musikbezogene Erinnerungen geweckt und ein biographisches Gespräch zwischen den Dyaden stimuliert. Die Sitzung steht damit komplett in den Diensten der Ressourcenaktivierung. Als Verstetigung der Sitzung erstellen die Teilnehmenden eine individualisierte Liste mit Musik und planen deren konkretes Hören im Alltag.

Hinweis

Diese Sitzung benötigt Vorlauf, da in einer der vorherigen Sitzungen Lieblingslieder der teilnehmenden Dyaden durch die Gruppenleitung erfragt werden. Diese Lieblingslieder sollte die Gruppenleitung für diese Sitzung zur Verfügung haben und für die Übungen am Anfang und am Ende vorspielen.

5.11.1 Hintergrund für die Gruppenleitung

Musikhören geht mit positiven Effekten einher, die sowohl die psychische als auch die physische Gesundheit betreffen (MacDonald et al., 2013). Der Effekt, dass Musik erfolgreich zum Schmerzmanagement eingesetzt werden kann, hat in der Forschung dazu geführt, Musik auch als „Musikament“ zu bezeichnen (Bernatzky, 2013). Die positiven Effekte von Musik sind mannigfaltig und zeigen einheitlich, dass Musik ein Mittel zur Emotionsregulation darstellen kann, durch das es gelingt, positive Emotionen auszulösen, Stress zu reduzieren und gezielt Entspannung in den Alltag einzubauen (MacDonald et al., 2013). Die Wirkungen von Musikhören im Alltag sind dabei nicht auf das subjektive Empfinden begrenzt sondern sind nachweislich im Körper abbildbar, zum Beispiel durch die Reduktion des Stresshormons Cortisol (Linnemann et al., 2015). Dabei zeigt sich immer wieder, dass es gar nicht so relevant ist, was für Musik gehört wird, sondern es geht vielmehr darum, dass die Musik der eigenen Präferenz entspricht. Über die individuelle Wirkung von Musik hinausgehend, wird der Musik auch eine bedeutsame soziale Funktion zugeschrieben. Koelsch (2013) beschreibt sieben soziale Funktionen von Musik, die von Kontakt, sozialer Kognition, Co-Pathie (soziale Funktion der Empathie), über Kommunikation, Koordination und Kooperation bis hin zu Kohesion (Zusammenhalt) reichen. Und auch Studien zeigen, dass gemeinsames Musikhören im Alltag stressreduzierende Wirkung haben kann (Linnemann et al., 2016). Musik kann also auch die Rolle eines sozialen Bindeglieds einnehmen.

Eine besondere Bedeutung hat Musikhören im Kontext von Demenz. Musikhören kann für Menschen mit demenzieller Entwicklung durch die Fähigkeit von Musik, das Stresshormon Cortisol zu reduzieren, eine besonders positive Wirkung entfalten (Vasionyte und Madison, 2013), da Stress einen negativen Einfluss auf das Fortschreiten einer demenziellen Entwicklung hat (Sittler et al., 2021). Darüber hinaus vermag Musik bei Menschen, bei denen über die Sprache kein Zugang mehr erreicht werden kann, Emotionen und Reaktionen auszulösen. Besonders eindrücklich wird dies in der Dokumentation „Alive Inside – Musik gegen Demenz" (2014) dargestellt. Und auch die Forschung zeigt, dass Musik eine besondere Rolle bei Menschen mit demenzieller Entwicklung spielt, denn das Gedächtnis für Musik ist von der Demenz weniger betroffen und bleibt deutlich länger erhalten als andere Formen des Gedächtnisses (Jacobsen et al., 2015). Somit kann über Musik lange ein Zugang zu Menschen mit demenzieller Entwicklung geschaffen werden – und das nebenwirkungsarm und durch vergleichsweise einfache Interventionen, nämlich bloßes Musikhören. Und auch hier geht eine besonders positive Wirkung von der Lieblingsmusik aus, so dass in Studien häufig individualisierte Playlists, die zuvor gemeinsam mit den Menschen mit demenzieller Entwicklung oder ihren Angehörigen zusammengestellt wurden, zum Einsatz kommen (Gaviola et al., 2020).

5.11.2 Ablauf

Die Sitzung beginnt damit, dass während der psychomotorischen Übung am Anfang bereits Lieblingslieder der Dyaden vorgespielt werden. Dementsprechend sollte das Aufwärmspiel weniger verbale und viel mehr körperliche Elemente beinhalten. Es bietet sich zum Beispiel Stopp-Tanz (alle bewegen sich durch den Raum, beim Stoppen der Musik müssen alle in der Position einfrieren, in der sie gerade stehen) oder Tücher-Tanz (alle bekommen ein Tuch und während sie sich zur Musik bewegen, müssen verschiedene Bewegungen mit dem Tuch gemacht werden, z. B. Wechsel von einer Hand in die andere Hand; Wedeln mit dem Tuch wie eine Fahne) an. Die Zeit für diese Aufwärmübung darf ausgedehnter sein im Vergleich zu den anderen Sitzungen. Einige genießen es auch einfach, die Musik zu hören oder mitzusingen, andere Dyaden fangen auch spontan zu tanzen an. Meistens ergeben sich schon während dieser Phase Gespräche über Erinnerungen an die Lieder. Es folgt die Übungseinheit zur kognitiven Stimulation. Diese sollte nicht bei Abspielen von Hintergrundmusik erfolgen, wenn sich aber inhaltlich Übungen finden, die einen Bezug zu Musik haben, ist dies empfehlenswert.

Im Anschluss erfolgt durch die Gruppenleitung eine kurze Einleitung zu der positiven Wirkung von Musikhören im Alltag. Dabei wird betont, welches Potenzial Musikhören für die eigene Gesundheitsförderung und Lebensqualität hat und dass es im Vergleich zu Medikamenten keine Nebenwirkungen hat und immer „eingenommen" werden kann. Anhand von Arbeitsblatt Fragen zur Reflexion zum Gebrauch von Musik im Alltag (Kapitel 5.11.4 – Materialien) erfolgt ein Austausch in der Gruppe dazu, welche Rolle Musik aktuell im Leben spielt. Die Ergebnisse werden an einem Flipchart zusammengetragen. Ziel ist es dabei, sich über die verschiedenen Situationen, in denen Musik gehört wird, auszutauschen und konkret zu überlegen, wie Musik in den Alltag integriert werden kann. Einige Dyaden verfügen vielleicht über keine Möglichkeiten, eigene Musik abzuspielen. Hier kann überlegt werden, wie dies verändert werden kann. Beispielsweise kann der Einbezug von Kindern und Enkelkindern beim Bereitstellen und Installieren eines Gerätes zum Abspielen von Musik gefördert werden.

Anschließend wird die Gruppe in Zweier-Teams aufgeteilt. Diese interviewen sich gegenseitig zum Thema Musik (Arbeitsblatt Meine persönliche Musikgeschichte Kapitel 5.11.4 – Materialien). Die Gruppenleitung kann hier entscheiden, ob sich die Dyaden gegenseitig interviewen oder ob die Gruppe bunt gemischt wird. Beides ist möglich. Anschließend werden die Ergebnisse in der Gruppe gegenseitig vorgestellt. Dabei wird darauf geachtet, dass jede bzw. jeder später das Arbeitsblatt mit den eigenen Antworten erhält. Denn die letzte Aufgabe umfasst das Zusammenstellen einer eigenen Playlist mit zehn Liedern. Ziel ist es, dass diese bewusst in den Alltag eingebaut werden. Dazu erhalten zum Schluss alle Dyaden eine Karteikarte, auf die eine Erinnerung für das Hören der individualisierten Musik geschrieben wird. Je nach Abspielgerät können die Teilnehmenden aus der Karteikarte mit dem Kopfhörer oder dem Schallplattenspieler wählen. Das Lieblingslied oder die Lieblingsband werden hierauf vermerkt und es wird individuell besprochen, wo diese Erinnerung platziert wird (z. B. Wohnzimmertisch, Küche, Schlafzimmer).

Zum Abschluss der Sitzung erfolgt wieder eine musikbezogene Aktivierung. Es kann gemeinsam gesungen, Musik gehört oder ein Bewegungsspiel zur Musik durchgeführt werden.

5.11.3 Herausforderungen

Da die Sitzung ausschließlich auf Ressourcenaktivierung und positive Emotionsregulation abzielt, sind kaum Herausforderungen bekannt. Im Gegenteil: Es überrascht, welch positive Stimmung in der Gruppe durch die Lieblingsmusik ausgelöst werden kann. Selbst wenn die Teilnehmenden teilweise einer anderen Generation und damit auch einem anderen Musikgeschmack angehören, so profitieren dennoch alle von dem Austausch. Das Sprechen über die Musik ermöglicht das bessere Kennenlernen des Gegenübers. Man muss nicht die gleiche Musikpräferenz teilen, um ein interessantes Gespräch miteinander über Musik führen zu können. Dementsprechend geht es in der Gruppe nicht um Musik per se, sondern darum, welche Erinnerungen und Gefühle durch die Musik geweckt werden.

Menschen unterscheiden sich darin, wie emotional sie auf Musik reagieren. Es kann durchaus vorkommen, dass jemand zu Tränen gerührt ist oder beim Hören von Musik anfängt zu weinen. Dies wird von den jeweiligen Personen häufig als ein positives Erlebnis im Sinne einer Katharsis beschrieben. Emotionale Reaktionen auf Musik sind vollkommen normal und stellen keinen Grund dafür dar, auf diese Übung zu verzichten oder sie gar abzubrechen.

5.11.4 Materialien

Die Materialien dieses Buches stehen Ihnen auch unter https://www.medhoch-zwei-verlag.de/Werke/FRIDA kostenfrei zum Download zur Verfügung.

zum Download

Fragen zur Reflexion zum Gebrauch von Musik im Alltag

In welchen Situationen hören Sie Musik?

Fragen Sie konkret nach Situationen, in denen Musik im Hintergrund läuft, und solchen, in denen sich bewusst zum Musikhören Zeit genommen wird.

Wie hören Sie aktuell Musik?

Fragen Sie hier konkret nach, welche Möglichkeiten zum Musikhören zur Verfügung stehen (Plattenspieler, CD-Spieler, Stereoanlage, Radio, Smartphone) und welche Medien genutzt werden (Schallplatte, CD-Sammlung, Online-Streamingdienst).

Wie möchten Sie zukünftig Musik hören?

Fragen Sie hier konkret, ob technisches Equipment besorgt werden muss, um Musik besser in den Alltag zu integrieren. Enkelkinder könnten zur Installation eingespannt werden.

Meine persönliche Musikgeschichte

Wie wichtig ist Ihnen Musik im Leben?

Können Sie ein Musikinstrument spielen? Wenn ja, welches?

Welches ist die erste Schallplatte/CD, die Sie gekauft haben?

Wie heißt Ihre Lieblingsband?

Was ist Ihr absolutes Lieblingslied?

Woran erinnert es Sie?

Welche Musik hören Sie gerne?

- Pop
- Rock
- Hip Hop
- Latin
- Soul/Funk
- Elektronische Musik
- New Age (Meditationsmusik)
- Volksmusik
- Klassische Musik
- Jazz/Blues
- Anderes

Schreiben Sie nun zehn Musikstücke auf, die Sie gerne im Alltag hören möchten. Es können Lieder sein, die Sie fröhlich machen, die Ihnen zur Entspannung helfen oder die Sie an bestimmte Situationen, Menschen oder Ereignisse erinnern.

1.

2.

3.

4.

5.

6.

7.

8.

9.

10.

Erinnerungskarte Musik

Erinnerungskarte Musik

Tragen Sie hier Ihr Lieblingslied oder Ihre Lieblingsband ein. Platzieren Sie diese Karte gut sichtbar in der Nähe Ihres Abspielgerätes und hören Sie regelmäßig im Alltag Musik. Viel Spaß dabei!

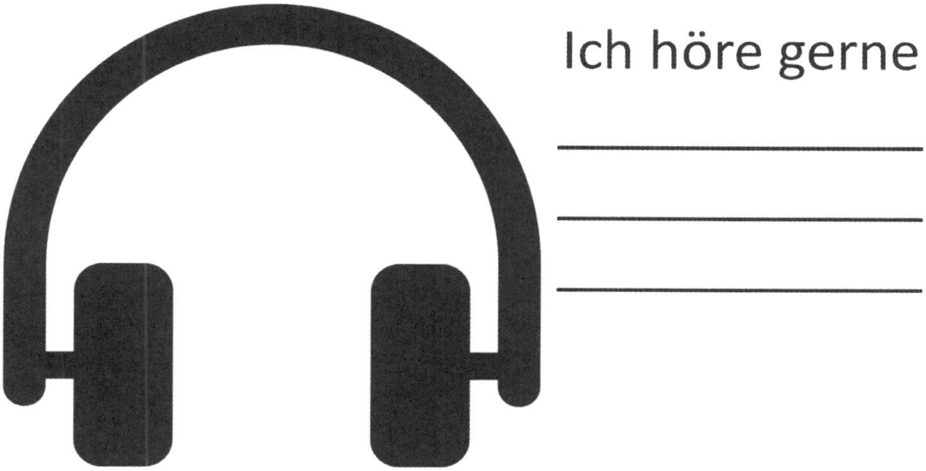

Abb. 15: Ich höre gerne

Quelle: Wuttke et al.

Erinnerungskarte Musik

Tragen Sie hier Ihr Lieblingslied oder Ihre Lieblingsband ein. Platzieren Sie diese Karte gut sichtbar in der Nähe Ihres Abspielgerätes und hören Sie regelmäßig im Alltag Musik. Viel Spaß dabei!

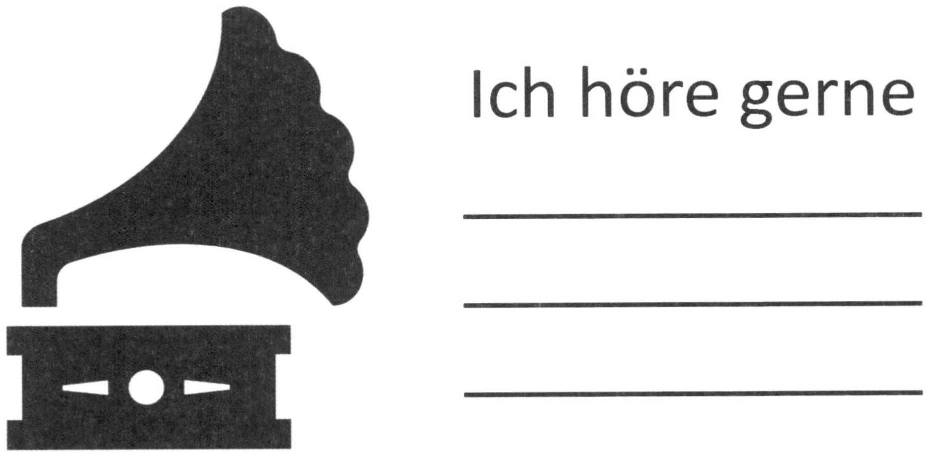

Abb. 16: Ich höre gerne
Quelle: Wuttke et al.

5.12 Sitzung 12: Verabschiedung

Alexandra Wuttke, Armin Scheurich, Katharina Geschke, Andreas Fellgiebel

Ziel der Sitzung ist es, einen Rückblick und eine Zusammenschau zu den Inhalten der Gruppen zu geben und eine Verstetigung dieser in den Alltag zu fördern. Zudem bekommen die Dyaden Möglichkeiten zu Rückmeldungen an die Gruppenleitung.

Hinweis

Erinnern Sie in der vorherigen Sitzung daran, dass unbedingt der Ordner mit den gesammelten Arbeitsblättern und Materialien mitgebracht wird. Dieser eignet sich als Gedächtnisstütze für den Rückblick und die Zusammenschau.

Hinweis

Planen Sie diese Sitzung mit den Dyaden vor. Es hat sich etabliert, eine schöne Aktivität, bei der die Gruppe ausklingt, in diese Sitzung zu integrieren. Dies kann je nach Verfügbarkeit, z. B. Minigolf, Kegeln oder Wikingerschach sein. Manchmal haben die Teilnehmenden aber auch andere Ideen und organisieren selbstständig eine gemeinschaftliche Aktivität, bei der alle gut mitmachen können.

5.12.1 Hintergrund für die Gruppenleitung

Die letzte Sitzung hat eine große emotionale Bedeutung für die teilnehmenden Dyaden. Schon häufig wird in den Sitzungen zuvor angesprochen, was nach Abschluss der Gruppe passiert, ob weitere Treffen möglich sind. Dieses Anliegen ist als äußerst erfreulich zu bewerten und zeigt die positive Wirkung der Gruppe. Die professionelle Haltung besteht darin, das Ende der Gruppe mit dem Erreichen der Ziele zu begründen und gleichzeitig der Gruppe die Möglichkeit zu geben, miteinander in Kontakt zu bleiben und sich gegebenenfalls im privaten Rahmen weiter zu treffen. Dazu kann die Gruppenleitung eine Kontaktadressenliste vorbereiten, die für alle kopiert und ausgehändigt wird. Einige Gruppen äußern den Wunsch, ein gemeinsames Gruppenfoto als Erinnerung zu machen. Dies wird individuell mit der Gruppe besprochen und datenschutzrechtlich in die Verantwortung der Gruppe gegeben.

5.12.2 Ablauf

Die Sitzung beginnt wie gewohnt mit einer aktivierenden psychomotorischen Übung sowie einer Übungseinheit zu kognitiver Stimulation und kognitivem

Training. Anschließend wird ein Austausch und ein Gespräch über die Erfahrung in der Gruppe stimuliert. Zur Einstimmung darauf bekommen zunächst alle einzeln die Zeit und Möglichkeit, den Ordner mit den Arbeitsblättern durchzugehen. Dies ist als Gedächtnisstütze für die Gruppeninhalte gedacht. In dieser Zeit legt die Gruppenleitung einen Zeitstrahl aus (z. B. ein Seil), an dem in chronologischer Reihenfolge die Themen der einzelnen Sitzungen auf Karteikarten geschrieben sind. Es erfolgt dann ein moderierter Austausch zu den Reflexionsfragen „Blick zurück nach vorn“ (Arbeitsblatt Blick zurück nach vorn - Fragen zur Reflexion der Gruppe, Kapitel 5.12.4 – Materialien). Anhand einer Karteikarte notieren die Teilnehmenden für sich, was sie für sich aus der Gruppe bewahren möchten. Das kann z. B. ein Inhalt, eine Übung oder ein Erlebnis sein.

Zudem bereitet die Gruppenleitung eine Rückmeldung an die Gruppe vor. Hier gilt es, den Mut der Teilnehmenden, sich in einer zunächst unbekannten Gruppe zu so individuellen und persönlich wichtigen Themen auszutauschen, zu würdigen. Neben dem Vertrauen sollte selbstverständlich für die aktive Mitarbeit gedankt werden. Falls passend, kann auch ein kurzes, wertschätzendes und ressourcenorientiertes Feedback an jeden einzelnen erfolgen. Dabei gilt es, dass jeder und jedem Teilnehmenden etwas Positives zurückgemeldet wird. Wichtig ist, die Gruppe dazu zu ermutigen, über die Gruppe hinaus an den Themen weiter zu arbeiten und gegebenenfalls gemeinsam oder einzeln weitere Hilfs- und Unterstützungsmöglichkeiten in Anspruch zu nehmen.

Anschließend erhalten die Teilnehmenden Möglichkeit zum Feedback an die Gruppenleitung. Hier kann konkret erfragt werden, was besonders hilfreich war und wo Verbesserungs- oder Änderungsmöglichkeiten gesehen werden. Mit dem Feedback endet dann der formale Teil der Gruppe, so dass in die gemeinsame Aktivität übergeleitet werden kann.

5.12.3 Herausforderungen

Es ist wichtig, dass der Rückblick und die Zusammenschau bei den Menschen mit demenzieller Entwicklung keine Wissensabfrage oder ein Vorführen von Gedächtnisschwierigkeiten darstellt. Daher wird die Rückschau so plastisch wie möglich mit bekannten visuellen Stimuli gestaltet. Zudem ist die Zusammenschau nicht auf Inhalte begrenzt, sondern bezieht sich auch auf Gefühle und Erfahrungen. Eine Take Home Message „Ich bin gerne gekommen“ kann genauso wertvoll sein wie eine Erinnerung an die positive Aktivitätenliste oder die Kommunikationsregeln.

5.12.4 Materialien

Die Materialien dieses Buches stehen Ihnen auch unter https://www.medhoch-zwei-verlag.de/Werke/FRIDA kostenfrei zum Download zur Verfügung.

zum Download

Blick zurück nach vorn – Fragen zur Reflexion der Gruppe

Was war Ihnen besonders wichtig bei der Teilnahme an der Gruppe?

Was hat sich durch die Gruppe bei Ihnen verändert?

Was wird Ihnen in Erinnerung bleiben? Was möchten Sie in Ihrem Alltag bewahren?

Meine persönliche Take Home Message (→ diese zusätzlich auf eine Karteikarte schreiben)

Literatur

Bahar-Fuchs, A; Martyr_A.; Goh, A.; Sabates, J.; Clare, L. (2019). Cognitive training for people with mild to moderate dementia. In: *Cochrane Database of Systematic Reviews 3*, 1–275. DOI: 10.1002/14651858.CD013069.pub2.

Bakalar, N. (2010). Happiness May Come With Age, Study Says. In: *The New York Times*. https://www.nytimes.com/2010/06/01/health/research/01happy.html [abgerufen am 31.05.2023].

Baltes, P. B. & Baltes, M. M. (1990). Psychological perspectives on successful aging: The model of selective optimization with compensation. In: P. B. Baltes & M. M. Baltes (Hrsg.): *Successful aging: Perspectives from the behavioral sciences* (S. 1–34). Cambridge University Press. https://doi.org/10.1017/CBO9780511665684.003.

Banerjee, S.; Smith, S. C.; Lamping, D. L.; Harwood, R. H.; Foley, B.; Smith, P.; Murray, J.; Prince, M.; Levin, E.; Mann, A.; Knapp, M. (2006). Quality of life in dementia: more than just cognition. An analysis of associations with quality of life in dementia In: *Journal of Neurology, Neurosurgery, and Psychiatry* 77(2), 146–148. https://doi.org/10.1136/jnnp.2005.072983.

Baumann, H.; Leye, M. (Hrsg.) (1995). *Das SIMA- Projekt: Psychomotorisches Training – Ein Programm für Seniorengruppen*. Göttingen: Hogrefe Verlag.

Bernatzky, G. (2013). Das „Musikament ". In: *Arzt & Praxis 994*, 112–114.

Bruvik, F. K., Ulstein, I. D.; Ranhoff, A. H.; Engedal, K. (2012). The Quality of Life of People with Dementia and Their Family Carers. In: *Dementia and Geriatric Cognitive Disorders* 34(1), 7-14. https://doi.org/10.1159/000341584.

Bundesforschungsinstitut für Ernährung und Lebensmittel (2008). *Nationale Verzehrsstudie II*. Ergebnisbericht, Teil 2. Die bundesweite Befragung zur Ernährung von Jugendlichen und Erwachsenen. Max-Rubner-Institut. Online: https://www.bmel.de/SharedDocs/Downloads/DE/_Ernaehrung/NVS_Ergebnisbericht-Teil2.pdf?__blob=publicationFile&v=2 [abgerufen am 05.07.2023].

Carstensen, L. L. & DeLiema, M. (2018). The positivity effect: a negativity bias in youth fades with age. In: *Current Opinion in Behavioral Sciences* 19, 7-12. https://doi.org/10.1016/j.cobeha.2017.07.009.

Carstensen, L. L.; Isaacowitz, D. M. & Charles, S. T. (1999). Taking time seriously. A theory of socioemotional selectivity. In: *American Psychologist* 54(3), 165–181. https://doi.org/10.1037//0003-066x.54.3.165.

Cattell, R. B. (1963). Theory of fluid and crystallized intelligence: A critical experiment. In: *Journal of Educational Psychology* 54(1), 1–22. https://doi.org/10.1037/h0046743.

Chen, J. C.; Borson, S.; Scanlan, J. M. (2000). Stage-specific prevalence of behavioral symptoms in Alzheimer's disease in a multi-ethnic community sample. In: *American Journal of Geriatric Psychiatry* 8(2), 123-133.

Cuijpers, P. (2005). Depressive disorders in caregivers of dementia patients: a systematic review. In: *Aging & Mental Health* 9(4), 325-330. https://doi.org/10.1080/13607860500090078.

de Vugt, M. E.; Stevens, F.; Aalten, P.; Lousberg, R.; Jaspers, N.; Winkens, I.; Jolles, J.; Verhey, F. R. (2004). Do caregiver management strategies influence patient behaviour in dementia? In: *International Journal of Geriatric Psychiatry* 19(1), 85–92. https://doi.org/10.1002/gps.1044.

Deuschl, G. & Maier, W. (2016). S3-Leitlinie Demenzen. Deutsche Gesellschaft für Neurologie, Hrsg. In: *Leitlinien für Diagnostik und Therapie in der Neurologie 33.*

Deutsche Alzheimer Gesellschaft e. V. (2017). *Autofahren und Demenz*: Informationsblatt 19. Online: https://www.deutsche-alzheimer.de/fileadmin/Alz/pdf/factsheets/infoblatt19_autofahren_dalzg.pdf [abgerufen am 28.06.2023].

Deutsche Alzheimer Gesellschaft e. V. (2020). *Sprachleitfaden „Demenz".* Wie sprechen wir über Demenz in einer angemessenen Weise? Online: https://www.deutsche-alzheimer.de/fileadmin/Alz/pdf/Broschueren/Sprachleitfaden-Demenz-INTERNET.pdf [abgerufen am 26.04.2023].

Deutsche Gesellschaft für Psychiatrie und Psychotherapie, Psychosomatik und Nervenheilkunde (DGPPN) und Deutsche Gesellschaft für Neurologie (DGN) in Zusammenarbeit mit der Deutschen Alzheimer Gesellschaft e. V. (2016). *S3-Leitlinie Demenzen.*

Dias, R. et al. (2015). Resilience of caregivers of people with dementia: a systematic review of biological and psychosocial determinants. In: *Trends in Psychiatry and Psychotherapy* 37, 12–19. https://doi.org/10.1590/2237-6089-2014-0032.

Eckhardt, J. (2020). *Gespräche bei Alzheimer und Demenz.* Gute Kommunikation mit Erkrankten, Ärzten und Pflegepersonal. Berlin: Dudenverlag.

Ehrhardt, T./Plattner, A. (1999). *Verhaltenstherapie bei Morbus Alzheimer.* Göttingen: Hogrefe Verlag.

Eichler, T.; Thyrian, J. R.; Hertel, J.; Michalowsky, B.; Wucherer, D.; Dreier, A.; Kilimann, I.; Teipel, S.; Hoffmann, W. (2015). Rates of formal diagnosis of dementia in primary care: The effect of screening. In: *Alzheimer's and Dementia* 1(1), 87–93. https://doi.org/10.1016/j.dadm.2014.11.007.

Fellgiebel, A. (2018). Resilienz gegenüber psychischen Störungen im Alter. In: *Der Nervenarzt* 89, 773–778. https://doi.org/10.1007/s00115-018-0544-y.

Finauer, G. (2019). *Therapiemanuale für die neuropsychologische Rehabilitation.* Kognitive und kompetenzorientiere Therapie für die Gruppen- und Einzelbehandlung. Berlin: Springer.

Gaviola, M. A.; Inder, K. J.; Dilworth, S.; Holliday, E. G. & Higgins, I. (2020). Impact of individualized music listening intervention on persons with dementia: A systematic review of randomized controlled trials. In: *Australasian Journal on Ageing* 39(1), 10–20. https://doi.org/10.1111/ajag.12642.

Gembris, H. (2014). *Musik ist Bewegung und vermittelt Orientierung.* Perspektiven für das Alter. Dokumentation zum Kongress Training bei Demenz, 72–85. Stuttgart.

Geschke, K.; Palm, S.; Fellgiebel, A.; Wuttke-Linnemann, A. (2022). Resilience in informal caregivers of people living with dementia in the face of COVID-19 pandemic-related changes to daily life: A narrative review. In: *GeroPsych: The Journal of Gerontopsychology and Geriatric Psychiatry* 35(1), 31–42. https://doi.org/10.1024/1662-9647/a000273.

Global Council on Brain Health (GCBH) (2016). *The Brain-Body Connection*: GCBH Recommendations on Physical Activity and Brain Health. Online: https://www.aarp.org/content/dam/aarp/health/brain_health/2016/05/gcbh-the-brain-body-connection.pdf [abgerufen am 26.04.2023].

Guterman, E. L.; Allen, I. E.; Josephson, S. A.; Merrilees, J. J.; Dulaney, S.; Chiong, W.; Lee, K.; Bonasera, S. J.; Miller, B. L.; Possin, K. L. (2019). Association Between Caregiver Depression and Emergency Department Use Among Patients With Dementia. In: *JAMA Neurology* 76(10), 1166–1173. https://doi.org/10.1001/jamaneurol.2019.1820.

Hauer, K.; Schwenk, M. (o. J.). *Richtlinien zum Gruppentraining.* Online: https://www.bewegung-bei-demenz.de/content/richtlinien-zum-gruppentraining.html [abgerufen am 26.04.2023].

Haupt, M.; Siebel, U.; Palm, B.; Kretschmar, J.; Jänner, M. (2000). Behandlungseffekte einer paartherapeutischen psychoedukativen Gruppenarbeit mit Demenzkranken und ihren pflegenden Angehörigen. In: *Fortschritte der Neurologie-Psychiatrie* 68(11), 503–515. https://doi.org/10.1055/s-2000-11789.

Hübner, M. (2021). *Schluckstörungen bei Menschen mit Demenz vom Typ Alzheimer.* Schulz-Kirchner Verlag GmbH.

Ishizaki, J.; Meguro, K.; Ohe, K.; Kimura, E.; Tsuchiya, E.; Ishii, H.; Sekita, Y.; Yamadori, A. (2002). Therapeutic psychosocial intervention for elderly subjects with very mild Alzheimer disease in a community: the tajiri project. In: *Alzheimer Disease & Associated Disorders* 16(4), 261–269. https://doi.org/10.1097/00002093-200210000-00008.

Jacobsen, J. H.; Stelzer, J.; Fritz, T. H.; Chételat, G.; La Joie, R. & Turner, R. (2015). Why musical memory can be preserved in advanced Alzheimer's disease. In: *Brain* 138 (Pt 8), 2438–2450. https://doi.org/10.1093/brain/awv135.

Kabath, J. (2017). *Wie viel Bewegung ist gesund.* Online: https://sportsandmedicine.com/de/2017/03/wie-viel-bewegung-ist-gesund/ [abgerufen am 26.04.2023].

Kales, H. C.; Gitlin, L. N.; Lyketsos, C. G. (2015). Assessment and management of behavioral and psychological symptoms of dementia. In: *BMJ* 350, h369. https://doi.org/10.1136/bmj.h369.

Kempermann, G.; Röder, B.; Hutterer, C. (2017). Bewegung & Neuroplastizität: Das Gehirn – kein Muskel und doch unglaublich trainierbar. In: *Deutsche Zeitschrift für Sport Medizin.* Online: https://www.zeitschrift-sportmedizin.de/bewegung-neuroplastizitaet-das-gehirn-kein-muskel-und-doch-unglaublich-trainierbar/2/ [abgerufen am 26.04.2023].

Kivimäki, M.; Batty, G.; Sing-Manoux, A. (2015). Pointing the FINGER at multimodal dementia prevention. In: *Science Direct Journal & Books.* Online: https://doi.org/10.1016/S0140-6736(15)00530-9 [abgerufen am 10.01.2023].

Knels, C., Grün, F. & Schuster, P. (2018). *Sprache und Ernährung bei Demenz.* Georg Thieme Verlag.

Koelsch, S. (2013). From social contact to social cohesion – The 7 Cs. In: *Music and Medicine* 4(4). https://doi.org/10.47513/mmd.v5i4.218.

Kressig, R. (2022). *Musik und Bewegung als therapeutische Ressourcen bei Demenz.* Online: https://doi.org/10.1007/s00108-022-01445-2 [abgerufen am 26.04.2023].

Kurz, A., Freter, H. J., Saxl, S., & Nickel, E. (2019). Demenz. Das Wichtigste: Ein kompakter Ratgeber. Ratgeber für Angehörige und Profis. Online: https://www.deutsche-alzheimer.de/fileadmin/Alz/pdf/Broschueren/Demenz-das_wichtigste_.pdf [abgerufen am 26.04.2023].

Kurz, A.; Freter, H. J.; Saxl, S. & Nickel, E. (2019). *Demenz.* Das Wichtigste: Ein kompakter Ratgeber. Ratgeber für Angehörige und Profis. Online: https://www.deutsche-alzheimer.de/fileadmin/Alz/pdf/Broschueren/Demenz-das_wichtigste_.pdf [abgerufen am 28.06.2023].

Kurz, A.; Freter, H.-J.; Saxl, S.; Nickel, E. (2019). *Demenz. Das Wichtigste: Ein kompakter Ratgeber.* Deutsche Alzheimer Gesellschaft e. V., Selbsthilfe Demenz.

Linnemann, A., Ditzen, B., Strahler, J., Doerr, J. M., & Nater, U. M. (2015). Music listening as a means of stress reduction in daily life. In: *Psychoneuroendocrinology* 60, 82–90. https://doi.org/10.1016/j.psyneuen.2015.06.008.

Linnemann, A., Strahler, J., & Nater, U. M. (2016). The stress-reducing effect of music listening varies depending on the social context. In: *Psychoneuroendocrinology* 72, 97–105. https://doi.org/10.1016/j.psyneuen.2016.06.003.

Linnemann, A.; Fellgiebel, A. (2017). Psychotherapie bei leichter kognitiver Beeinträchtigung und Demenz. In: *Der Nervenarzt* 88(11), 1240–1245. https://doi.org/10.1007/s00115-017-0408-x.

Luck, T.; Riedel-Heller, S. (2016). Prävention von Alzheimer-Demenz in Deutschland. Eine Hochrechnung des möglichen Potentials der Reduktion ausgewählter Risikofaktoren. In: *Der Nervenarzt* 87 (11), 1194–1200.

MacDonald, R.; Kreutz, G.; Mitchell, L. (Hrsg.) (2013). Music, health, and wellbeing. Oxford University Press.

McRoberts, C.; Burlingame, G. M.; Hoag, M. J. (1998). Comparative efficacy of individual and group psychotherapy: A meta-analytic perspective. In: *Group Dynamics: Theory, Research, and Practice* 2, 101–117. https://doi.org/10.1037/1089-2699.2.2.101.

Mittelman, M. S.; Ferris, S. H.; Shulman, E.; Steinberg, G.; Levin, B. (1996). A family intervention to delay nursing home placement of patients with Alzheimer disease. A randomized controlled trial. In: *JAMA* 276(21), 1725–1731.

Müller, F.; Romero, B. & Wenz, M. (2010). *Alzheimer und andere Demenzformen.* Ratgeber für Angehörige. Königswinter: Heel.

Palacio, G. C.; Krikorian, A.; Gómez-Romero, M. J.; Limonero, J. T. (2020). Resilience in Caregivers: A Systematic Review. In: *American Journal of Hospice and Palliative Medicine* 37(8), 648-658. https://doi.org/10.1177/1049909119893977.

Parker, D.; Mills, S.; Abbey, J. (2008). Effectiveness of interventions that assist caregivers to support people with dementia living in the community: a systematic review. In: *International Journal of Evidence-Based Healthcare* 6(2), 137–172. https://doi.org/10.1111/j.1744-1609.2008.00090.x.

Poll, E.; Gauggel, S. (2009). Beratung von pflegenden Angehörigen demenzkranker Patienten. In: *Zeitschrift für Neuropsychologie* 20(1), 31–38. https://doi.org/10.1024/1016-264X.20.1.31.

Powell, J. (2005). *Hilfen zur Kommunikation bei Demenz.* Kuratorium Deutsche Altenhilfe.

Prosiegel, M. & Weber, S. (2018). *Dysphagie: Diagnostik und Therapie.* Ein Wegweiser für kompetentes Handeln. Springer-Verlag.

Roback, H. B. (2000). Adverse outcomes in group psychotherapy: risk factors, prevention, and research directions. In: *The Journal of Psychotherapy Practice and Research* 9(3), 113–122.

S3-Leitlinie Demenzen (2017). Springer. https://doi.org/10.1007/978-3-662-53875-3.

Scheurich, A. & Fellgiebel, A. (2009). Gruppentherapeutische Behandlung bei beginnender dementieller Erkrankung. In: *Zeitschrift für Neuropsychologie* 20(1), 21–29. https://doi.org/10.1024/1016-264X.20.1.21.

Scheurich, A.; Schanz, B.; Müller, M. J.; Fellgiebel, A. (2008). Gruppentherapeutische Frühintervention für Patienten im Frühstadium der Alzheimererkrankung und deren Angehörige – Eine Pilotstudie. In: *PPmP – Psychotherapie· Psychosomatik· Medizinische Psychologie* 58(6), 246–252. https://doi.org/10.1055/s-2007-986198.

Scott, J.; Clare, L. (2003). Do people with dementia benefit from psychological interventions offered on a group basis? In: *Clinical Psychology & Psychotherapy* 10(3), 186–196. https://doi.org/https://doi.org/10.1002/cpp.369.

Shin, I. S.; Carter, M.; Masterman, D.; Fairbanks, L.; Cummings, J. L. (2005). Neuropsychiatric symptoms and quality of life in Alzheimer disease. In: *American Journal of Geriatric Psychiatry* 13(6), 469–474. https://doi.org/10.1176/appi.ajgp.13.6.469.

Sittler, M. C.; Worschech, F.; Wilz, G.; Fellgiebel, A. & Wuttke-Linnemann, A. (2021). Psychobiological mechanisms underlying the health-beneficial effects of music in people living with dementia: A systematic review of the literature. In: *Physiology & Behavior* 233, 113338. https://doi.org/10.1016/j.physbeh.2021.113338.

Śliwińska, S., & Jeziorek, M. (2021). The role of nutrition in Alzheimer's disease. In: *Roczniki Panstwowego Zakladu Higieny* 72(1), 29–39. https://doi.org/10.32394/rpzh.2021.0154.

Smits, C. H.; de Lange, J.; Dröes, R. M.; Meiland, F.; Vernooij-Dassen, M.; Pot, A. M. (2007). Effects of combined intervention programmes for people with dementia living at home and their caregivers: a systematic review. In: *International Journal of Geriatric Psychiatry* 22(12), 1181–1193. https://doi.org/10.1002/gps.1805.

Spector, A.; Thorgrimsen, L.; Woods, B.; Royan, L.; Davies, S.; Butterworth, M.; Orrell, M. (2003). Efficacy of an evidence-based cognitive stimulation therapy programme for people with dementia: Randomised controlled trial. In: *The British Journal of Psychiatry* 183(3), 248–254. https://doi.org/10.1192/bjp.183.3.248.

Stock, Ulrich (2016). Soll man es Ihnen sagen? In: *Zeit online.*

Stone, A. A., Schwartz, J. E., Broderick, J. E. & Deaton, A. (2010). A snapshot of the age distribution of psychological well-being in the United States. In: *Proceedings of the National Academy of Sciences* 107(22), 9985–9990. https://doi.org/10.1073/pnas.1003744107.

Teri, L. et al. (2003). Exercise plus behavioral management in patients with Alzheimer disease: a randomized controlled trial. In: *JAMA* 290(15), 2015–2022. https://doi.org/10.1001/jama.290.15.2015.

Teri, L.; Logsdon, R. G.; Uomoto, J.; McCurry, S. M. (1997). Behavioral treatment of depression in dementia patients: a controlled clinical trial. In: *Journals of Gerontology. Series B, Psychological Sciences and Social Sciences* 52(4), P159–P166. https://doi.org/10.1093/geronb/52b.4.p159.

Thöne-Otto, A. et al. (2020). Diagnostik und Therapie von Gedächtnisstörungen bei neurologischen Erkrankungen, S2eLeitlinie. In: Deutsche Gesellschaft für Neurologie (Hrsg.): *Leitlinien für Diagnostik und Therapie in der Neurologie.*

Van't Leven, N.; Prick, A.-E. J.; Groenewoud, J. G.; Roelofs, P. D.; de Lange, J.; Pot, A. M. (2013). Dyadic interventions for community-dwelling people with dementia and their family caregivers: a systematic review. In: *International Psychogeriatrics* 25(10), 1581–1603. https://doi.org/10.1017/S1041610213000860.

Vasionytė, I. & Madison, G. (2013). Musical intervention for patients with dementia: A meta-analysis. In: *Journal of Clinical Nursing* 22(9-10), 1203–1216. https://doi.org/10.1111/jocn.12166.

Volkert, D.; Beck, A. M.; Cederholm, T.; Cruz-Jentoft, A.; Goisser, S.; Hooper, L.; Kiesswetter, E.; Maggio, M.; Raynaud-Simon, A.; Sieber, C. C.; Sobotka, L.; van Asselt, D.; Wirth, R.; Bischoff, S. C. (2019). ESPEN guideline on clinical nutrition and hydration in geriatrics. In: *Clinical Nutrition* 38(1), 10–47. https://doi.org/10.1016/j.clnu.2018.05.024.

Weiß, S.; Schneider-Schelte, H. & Jansen, S. (2018). *„Was kann ich tun?"*: Tipps und Informationen bei beginnender Demenz. Deutsche Alzheimer Gesellschaft e. V. Online: https://www.deutsche-alzheimer.de/fileadmin/Alz/pdf/Broschueren/Demenz_Was_kann_ich_tun.pdf [abgerufen am 28.06.2023].

Whitlatch, C. J.; Judge, K.; Zarit, S. H.; Femia, E. (2006). Dyadic intervention for family caregivers and care receivers in early-stage dementia. In: *Gerontologist* 46(5), 688–694. https://doi.org/10.1093/geront/46.5.688.

WHO (2019). *Risk Reduction of Cognitive Decline and Dementia.* WHO Guidelines. Online: https://apps.who.int/iris/bitstream/handle/10665/312180/9789241550543-eng.pdf?ua=1 [abgerufen am 26.04.2023].

Woods, B.; Rai, H.K.; Elliott, E.; Aguirre, E.; Orrell, M.; Spector, A. (2023). Cognitive stimulation to improve cognitive functioning in people with dementia. In: *Cochrane Database of Systematic Reviews 1.* https://doi.org/10.1002/14651858.CD005562.pub2.

Wuttke-Linnemann, A. (2022). Psychotherapeutischer Umgang mit psychotischen Symptomen bei Menschen mit Demenz. In: *Psychotherapie im Alter* 19(2), 183–196.

Wuttke-Linnemann, A.; Baake, R.; Fellgiebel, A. (2019). Dyadic Wind of Change: New Approaches to Improve Biopsychological Stress Regulation in Patients with Dementia and Their Spousal Caregivers. In: *Journal of Alzheimer's Disease* 68(4), 1325–1337. https://doi.org/10.3233/JAD-181025.

Yaffe, K.; Fox, P.; Newcomer, R.; Sands, L.; Lindquist, K.; Dane, K.; Covinsky, K. E. (2002). Patient and caregiver characteristics and nursing home placement in patients with dementia. In: *JAMA* 287(16), 2090–2097. https://doi.org/10.1001/jama.287.16.2090.

Yalom, I. D. (2007). *Theorie und Praxis der Gruppenpsychotherapie*. Ein Lehrbuch. Stuttgart: Klett-Cotta.

Zieschang, T.; Hauer, K.; Schwenk, M. (2012). Körperliches Training bei Menschen mit Demenz. In: *Deutsche Medizinische Wochenschrift* (137), 1552-1555. https://doi.org/10.1055/s-0032-1305114.

Zimmermann, T.; Wuttke, A.; Ditzen, B. (2023). Arbeit mit Angehörigen und Paaren bei ausgewählten psychischen und körperlichen Krankheiten. In: *Psychotherapie Psychosomatik Medizinische Psychologie* 73(03/04), a-181-3289.

Verzeichnis der Herausgeberinnen und Herausgeber sowie Autorinnen

Die Herausgeberinnen und Herausgeber

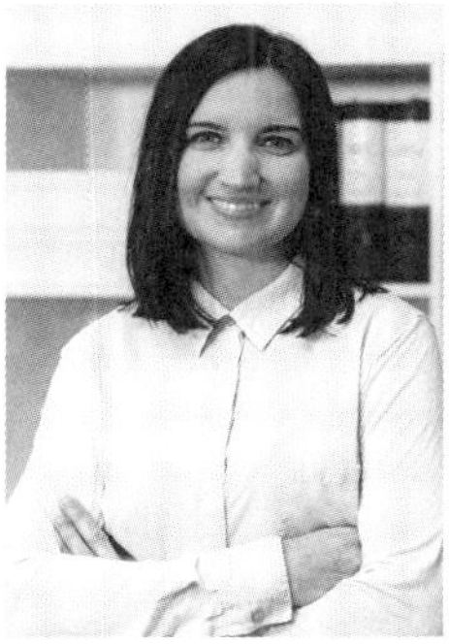

© Foto: privat

Prof. Dr. Alexandra Wuttke

Professorin für Prävention von Demenz und Demenzfolgeerkrankungen am Zentrum für psychische Gesundheit (ZEP) am Universitätsklinikum Würzburg und Leiterin des Zentrums für psychische Gesundheit im Alter (ZpGA) in Mainz. Forschungsschwerpunkt stellen zugrundeliegenden Mechanismen von Stress und Resilienz im Kontext von Altern, Pflege und Demenz dar.

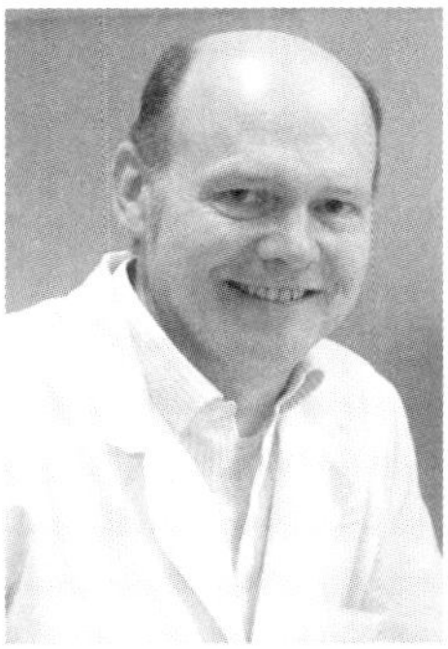

© Foto: privat

Dr. Armin Scheurich

Leitender Psychologe der Klinik für Psychiatrie und Psychotherapie der Universitätsmedizin Mainz. Psychologischer Psychotherapeut und Weiterbildungsermächtigter für Neuropsychologie mit Sonderbedarfszulassung für ambulante neuropsychologische Behandlung.

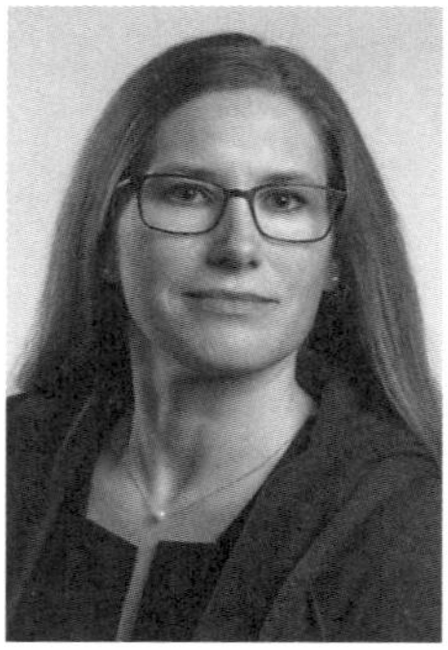

© Foto: privat

Dr. Katharina Geschke

Fachärztin für Psychiatrie und Psychotherapie, Oberärztin der Klinik für Psychiatrie und Psychotherapie der Universitätsmedizin Mainz sowie wissenschaftliche Mitarbeiterin des Zentrums für psychische Gesundheit im Alter (ZpGA) in Mainz. Besonderes klinisches und Forschungsinteresse ist die Verbesserung der Prävention und Behandlung gerontopsychiatrischer Erkrankungen.

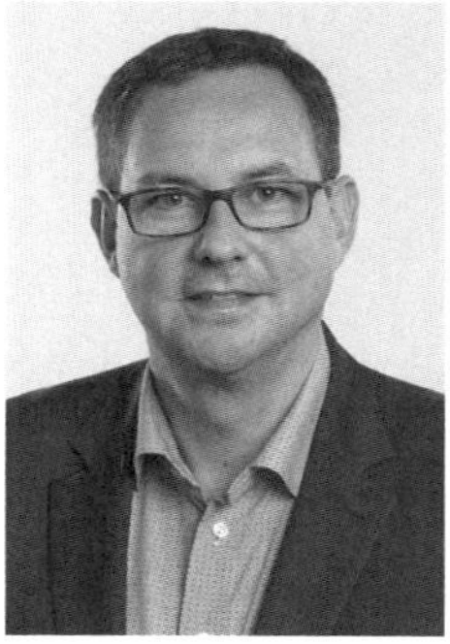

© Foto: privat

Prof. Dr. Andreas Fellgiebel

Leiter des Zentrums für psychische Gesundheit im Alter (ZpGA) Mainz und Chefarzt der Klinik für Psychiatrie, Psychosomatik und Psychotherapie am AGAPLESION Elisabethenstift in Darmstadt. Aktuelle Forschungsschwerpunkte beinhalten die Untersuchung der Mechanismen von Resilienz im Alter und die Entwicklung innovativer Versorgungsformen für Menschen mit Demenz und deren pflegende Angehörige.

Die Autorinnen

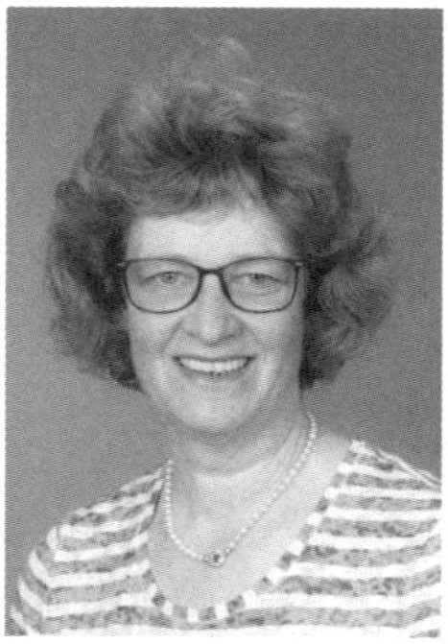

© Foto: privat

Karin Dannich

M.A., Physiotherapeutin, Lehrkraft und Kommiss. Schulleitung der Schule für Physiotherapie der Universitätsmedizin Mainz, Unterrichtsschwerpunkte: Methodische Anwendung der Physiotherapie in der Psychiatrie, Geriatrie, Schmerz, Bewegungserziehung; Zertifiziert für Geriatrie und Sturzprävention.

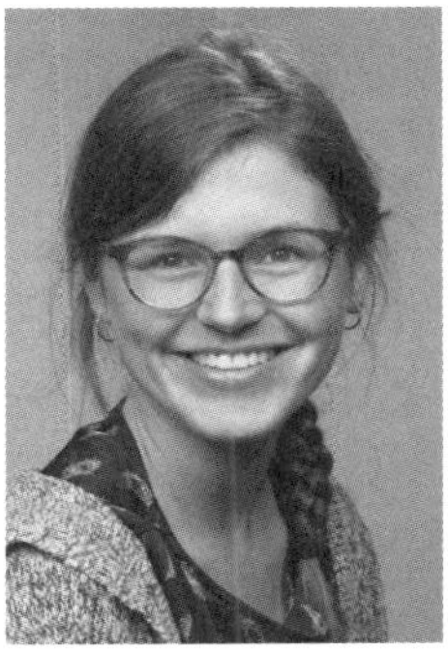

© Foto: privat

Mirjam Gauch

Logopädin (M.Sc.) und Promovierende an der Klinik für Psychiatrie und Psychotherapie der Universitätsmedizin Mainz. Besonderes Interessensgebiet ist die Versorgungsforschung für Menschen mit kommunikativen Beeinträchtigungen, insbesondere bei Primär Progredienter Aphasie.

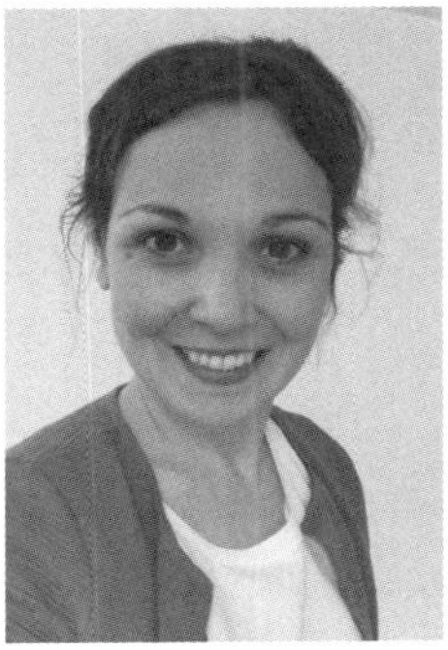

© Foto: privat

Anna-Lena Köb

Logopädin M.Sc., Klinik für Psychiatrie und Psychotherapie der Universitätsmedizin Mainz, Dozentin für Clinical Reasoning und Evidence-Based Practice an der Katholischen Hochschule Mainz. Besonderes klinisches Interesse an der Verbesserung der logopädischen Versorgung von Kommunikations- und Schluckstörungen bei Menschen mit psychischen Erkrankungen, insb. im Rahmen der interprofessionellen Zusammenarbeit im gerontopsychiatrischen Kontext.

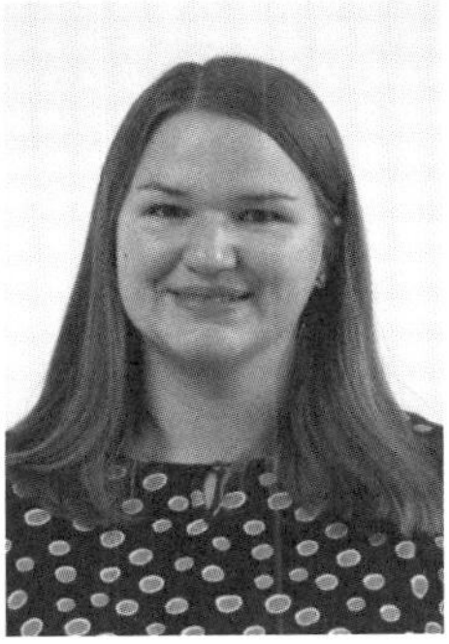

© Foto: privat

Alice Urbacki

B.A. Erziehungswissenschaft und American Studies, langjährige Erfahrung im Sozialdienst der gerontopsychiatrischen Station der Klinik für Psychiatrie und Psychotherapie der Universitätsmedizin Mainz. Hauptaufgabe ist die Beratung der Patient:innen und Angehörigen über Entlastungs- und Unterstützungsmöglichkeiten und die Einleitung der Versorgung nach Krankenhausentlassung.

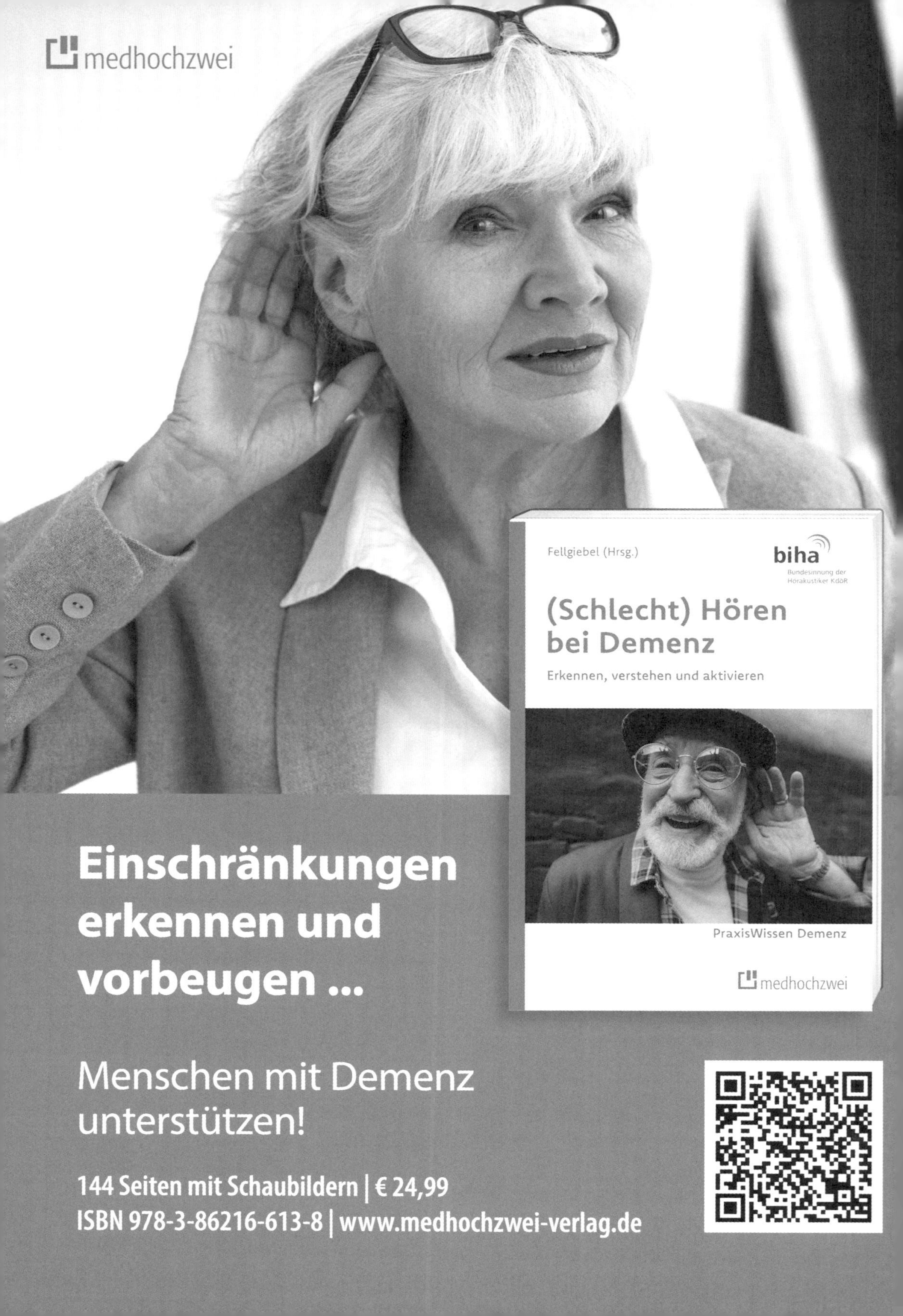
medhochzwei
Fellgiebel (Hrsg.)
biha
Bundesinnung der Hörakustiker KdöR
(Schlecht) Hören bei Demenz
Erkennen, verstehen und aktivieren
PraxisWissen Demenz
medhochzwei
Einschränkungen erkennen und vorbeugen ...
Menschen mit Demenz unterstützen!
144 Seiten mit Schaubildern | € 24,99
ISBN 978-3-86216-613-8 | www.medhochzwei-verlag.de